ISBN 978-3-662-42154-3   ISBN 978-3-662-42421-6 (eBook)
DOI 10.1007/978-3-662-42421-6

Sonderabdruck aus der
„Zeitschrift für die gesamte Neurologie und Psychiatrie", Bd. 120

Im folgenden sollen klinisch, und soweit möglich, auch nach der somatischen Seite hin eine Anzahl von Todesfällen bearbeitet werden, die unter der Diagnose Katatonie in den letzten 28 Jahren an der Psychiatrischen Klinik in Zürich beobachtet wurden. Es ist hierbei zu unterscheiden zwischen solchen Beobachtungen, wo das klinische Bild auf einen Hirntod hinweist und gar kein pathologischer Sektionsbefund erhoben werden kann, und anderen, bei denen somatische Befunde vorliegen, die aber doch nicht als Ursache, sondern nur als Folgen oder Nebenerscheinungen der Psychose betrachtet werden können, die den Tod nicht erklären. Wegen der engen psychiatrischen Beziehungen sollen hier Fälle beiderlei Art bearbeitet werden.

Bei einer einigermaßen vollständigen Aufzählung katatoniformer Zustandsbilder mit tödlichem Ausgang müßten neben Schizophrenien und epidemischen Encephalitiden, die hier allein berücksichtigt werden sollen, auch Fälle von Paralyse, Lues cerebri, Urämie, Hirntumor, Sinusthrombose und fieberhaften Erkrankungen verschiedener Ätiologie gebracht werden, wie sie ja in jeder psychiatrischen Anstalt beobachtet werden. Für die Frage der organischen Grundlagen der Schizophrenien sind die hier behandelten katatonen Todesfälle von besonderem Interesse und zu ihrer Klärung diejenigen von Encephalitis epidemica, die klinisch für Katatonien angesehen wurden.

Die Auswahl der Fälle war nicht immer ohne weiteres gegeben, da die Bewertung besonders des pathologisch-anatomischen Befundes als genügende Todesursache bis zu einem gewissen Grade der Willkür des betreffenden Untersuchers anheimgestellt ist. Es wurden aber Fälle ausgeschaltet, die z. B. eine ausgedehntere Pneumonie, Nephritis, eine Sepsis, sekundäre eitrige Meningitis usw. aufwiesen, ferner solche, die vom klinischen Standpunkte aus z. B. eine Paralyse als wahrscheinlicher erscheinen ließen wie eine Schizophrenie.

Ähnliche Krankheitsbilder sind in der Literatur besonders als „Delirium acutum" beschrieben worden. Unter diesem Namen wurden bisher ganz allgemein akut einsetzende, nach kurzem und schwerem Krankheitsverlauf tödlich endende Psychosen veröffentlicht, deren gemeinsamer Symptomenkomplex von *Ziehen* als eine Kombination von Unorientiertheit, Inkohärenz mit Halluzinationen und Jaktationen, Temperatursteigerungen und schweren körperlichen Erschöpfungssymptomen bezeichnet wurde. Von jeher machten sich hinsichtlich der Auffassung dieser Fälle zwei grundsätzlich verschiedene Ansichten geltend: Während nur wenige der Autoren dem Delirium acutum die Bedeutung einer Krankheit sui generis beilegten, äußerten sich die meisten dahin, daß es sich hier um einen in ätiologischer und pathogenetischer Hinsicht verschiedenen Symptomenkomplex handle, der als Komplikation vieler akuter Psychosen oder als plötzlich einsetzendes Endstadium einer chronischen Geistesstörung auftreten könne. Die letztere Ansicht traf für die Mehrzahl der beschriebenen Fälle schon deshalb das Richtige, weil es sich beim Delirium acutum besonders früher um einen viel zu weit gefaßten Sammelbegriff handelte, dem foudroyante Paralysen, senile Erkrankungen, akute universelle Encephalitiden infolge verschiedener Infektionen, Epilepsien und schließlich auch Katatonien zugehörten. Je mehr man aber imstande war, all die organischen Psychosen schon klinisch zu erkennen und abzugrenzen, um so mehr wurde im Laufe der Zeit das Gebiet des Delirium acutum eingeschränkt.

Am schärfsten hat *Kozowski* das Vorkommen des Delirium acutum als selbständige Krankheit bestritten (1911), indem er behauptete, es seien diese Fälle auf eine zwar verschiedenartige, stets aber in irgendeinem pathologisch-anatomisch faßbaren Prozeß zum Ausdruck kommende Ätiologie zurückführbar und somit nur als komplizierende Episoden verschiedener Krankheiten aufzufassen. Demgegenüber stellte aber später (1919) *Ladame* an Hand von 8 Fällen den Begriff der „Psychose aigue idiopathique ou foudroyante" auf, den er für Fälle reserviert wissen will, die folgende Symptomentrias zeigen: 1. schwere allgemeine Stoffwechselstörungen, Tod innerhalb 1—2 Wochen, weitgehende Kachexie; 2. tiefe geistige Verwirrung, amorphes Delirium; 3. elementare, verwirrte generelle und intensive motorische Erregtheit und die zudem eine ätiologisch unbekannte akute Entzündung der ganzen Gehirnmasse (Rinde und Stamm) aufweisen und akut ausbrechen. Auf Grund dieser, seiner Meinung nach sehr charakteristischen klinischen Symptome und histo-pathologischen Veränderungen will *Ladame* gegenüber dem symptomatischen das „idiopathische Delir" als selbständiges Krankheitsbild abgrenzen. Ein Jahr später hat dann *Redalié* hinsichtlich der Mehrzahl der Fälle obiger Ansicht *Kozowskis* beigepflichtet, aber gleichzeitig auf Erkrankungen hingewiesen, bei denen es sich mangels erklärender anamnestischer und autoptischer Befunde nicht um ein symptomatisches Delir handeln könne, sondern die Psychose als Krankheit sui generis aufgefaßt werden müsse, und für diese Fälle erachtet er den Begriff des „Délire aigu idiopathique" als zutreffend. Er ist sich dabei bewußt, mit dieser Bezeichnung nur die Unkenntnis des Wesens dieser Krankheit zu verdecken und hofft, daß man mit der Zeit dazu kommen werde, deren Ätiologie und Pathogenie zu erkennen. Schließlich haben *Claude* und *Cuel* 1927 auf die zahllosen Arbeiten hingewiesen, die über das Delirium acutum erschienen sind, ohne daß sie ihrer Meinung nach ein definitives Licht in das Wesen jener Fälle zu bringen vermochten. Die beiden Autoren sprechen ganz allgemein von „délire aigu", das sie als ein noch ganz ungelöstes Problem erachten und in ihrer kurzen Arbeit nicht weiter abzugrenzen und zu erklären versuchen.

Außer den erwähnten haben noch eine große Zahl anderer Autoren über das Delirium acutum geschrieben, so z. B. *Schüle, Fürstner, Cramer, Alzheimer, Sander, Binswanger* und *Berger, Thoma* usw. Auf einen Teil ihrer Fragestellungen werden wir unten zurückkommen. Hier seien nur noch 2 Arbeiten erwähnt: *Weber* beschrieb einige akut eintretende, tödlich endende Psychosen, darunter zwei „funktioneller" Natur, die er unter die Dementia praecox einreihte und für deren ungünstigen Ausgang er allein den zugrundeliegenden Gehirnprozeß verantwortlich machte in Verbindung mit prädisponierenden Momenten, wie vorausgegangene Traumen oder schwere erbliche Belastung. Seine Fälle trennte er vom Delirium acutum ab, weil sie im Gegensatz zu diesem weder psychomotorische Erregung noch Unorientiertheit und auch keine Temperaturen aufwiesen, dagegen häufig eine mit Angst verbundene Depression und katatone Symptome. Ferner veröffentlichte *Reichardt* funktionelle Psychosen, von denen zwei unter dem Bilde einer organischen Hirnkrankheit starben und zu deren Erklärung er die bei diesen Kranken gefundene Hirnschwellung herbeizog. Bei seinen übrigen Fällen aber, die unter den Erscheinungen von Delirium acutum oder Katatonie ad exitum kamen, fehlten sowohl Hirnschwellung als auch sonstige, den tödlichen Ausgang hinreichend erklärende Befunde; er hat deshalb rückschließend angenommen, daß auch bei jenen Fällen, die scheinbar an Folgezuständen der Psychose, wie Inanition, Erschöpfung usw. sterben, ein zwar noch unbekannter Gehirnprozeß einen direkten Anteil am Tode des Kranken hat.

Die unmittelbare Veranlassung zu dieser Arbeit wurde durch das in den letzten Jahren in unserer Klinik gehäufte Vorkommen dieser Fälle gegeben. Es wurden deshalb hier die Krankengeschichten der seit 1900 in unserer Anstalt verstorbenen Patienten auf das Vorkommen solcher Art von Todesfällen hin bearbeitet. Die folgende Kurve zeigt die Häufigkeit des Vorkommens solcher Fälle in den Jahren 1900 bis und mit 1928. Sowohl die höchsten Anstiege als auch die höchste und längste Continua fallen zwischen 1918 und 1924 (epidemische Zeit der Encephalitis epidemica). Sie decken sich aber nicht etwa mit einem gleichzeitigen Ansteigen der Aufnahmen in unserer Anstalt. Von 1916 bis 1919 hatten wir keine wesentliche Steigerung in der Aufnahmeziffer, auch nicht von 1922—1923. In diesen Jahren aber steigt unsere Kurve an und sinkt dann wieder vom Jahre 1923—1928, während unsere Aufnahmeziffer keinen wesentlichen Abfall, sondern zuletzt sogar ein starkes Ansteigen zeigt. Die durchschnittliche Aufnahmezahl in unserer Anstalt betrug:

von 1900—1910: 307,
„   1910—1920: 591,
„   1920—1928: 761.

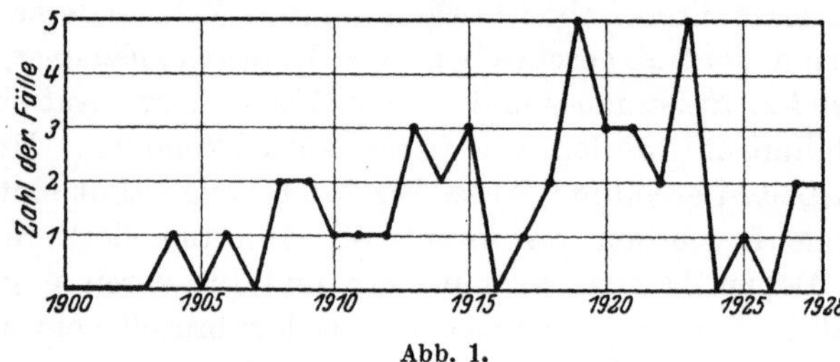

Abb. 1.

Leider ist das Material nicht vollständig, da die Krankenbeobachtungen und Sektionen nicht in einheitlicher, gründlicher und systematischer Weise notiert sind.

Einer etwas besseren Übersichtlichkeit wegen haben wir unsere Fälle in Gruppen eingeteilt:

I. Schizophrenien mit früheren schizophrenen Anfällen;

a) Fälle mit akut verlaufendem letztem Schub;

b) Fälle mit subakutem Verlauf des letzten Schubes.

II. Schizophrenien ohne frühere schizophrene Anfälle;

a; b (s. oben).

III. Fälle von histologisch sichergestellter Encephalitis epidemica.

IV. Fälle wahrscheinlicher Encephalitis epidemica.

Bei der Schwierigkeit der Unterscheidungsmerkmale muß die Abgrenzung bis zu einem gewissen Grade eine willkürliche und fließende sein.

1. Schizophrenien mit früheren schizophrenen Anfällen.

In dieser ersten Gruppe haben wir Fälle zusammengefaßt, bei denen die Diagnose weniger auf Grund des prämortalen klinischen Symptomenkomplexes als vielmehr aus dem Verlauf der Psychose gestellt und gesichert werden konnte. Es handelt sich somit nicht um akute, beim einzelnen Patienten nur einmal zur Beobachtung gekommene Krankheitsbilder mit tödlichem Ausgang, sondern es sind Schizophrenien, die in Schüben — getrennt durch Remissionen verschiedenen Grades und verschiedener Dauer — verliefen, von denen jeweils der letzte ungünstig endete. In allen Fällen aber bedingte wenigstens der eine von ihnen Internierung in einer Anstalt, so daß er ärztlich beobachtet werden konnte. Je nachdem die letzte Verschlimmerung mehr akut (bis zu 3 Wochen Dauer) oder chronisch auftrat, wurden die Fälle in 2 Untergruppen gesondert, diejenigen der erstgenannten Art starben meist innerhalb 14 Tagen.

Alle Patienten dieser Gruppe kamen im Alter zwischen 23 und 42 Jahren ad exitum. In der Mehrzahl der Fälle fand sich eine entweder von jeher vorhanden gewesene oder doch in frühen Jahren sich einstellende, mehr oder weniger auffallende charakterliche Eigenheit, vor allem im Sinne eines stillen, zurückgezogenen und verschlossenen Wesens. Im Vordergrund des Krankheitsbildes standen jeweils entweder eine schwere, lang andauernde psychomotorische Erregung oder katatonische Steifheit sowie ein rapider körperlicher Zerfall. Besonders die Fälle mit akutem Verlauf waren depressiv, sie jammerten viel und hatten Angstzustände, während die übrigen Kranken eine mehr euphorische Stimmung mit ganz dissoziiertem Gedankengang an den Tag legten. Häufig traten Temperatursteigerungen ohne somatisch erklärbare Ursache auf. Katatonische Symptome wie Mutismus, Negativismus, Stereotypien, raptusartige, impulsive Handlungen usw. kamen in verschiedener Häufung und Mischung vor. Sehr oft wurde von den Kranken die Nahrung verweigert. Wahnideen und Halluzinationen verschiedener Art waren häufig. Meist konnte man die Aufmerksamkeit der Patienten nicht fixieren, sie nahmen von ihrer Umgebung wenig oder keine Notiz und erschienen zum Teil direkt deliriös; ein affektiver Rapport war auf der Höhe der Erkrankungen ebensowenig herzustellen wie ein intellektueller.

a) *Fälle mit akut tödlich verlaufendem letztem Schub.*

Fall 1. Oi., Rosa, verheiratet, Schneiderin, geboren 1870, aufgenommen 15. XII. 1912, gestorben 24. XII. 1912.

Heredität: Vater war Trinker, eine Schwester geisteskrank.

Vorleben: Weil Mutter früh gestorben, bei Pflegeeltern aufgewachsen, ordentliche Schülerin, nicht verschlossen, von jeher ausgesprochen religiös, nicht besonders gesellschaftlich. Mit 23 Jahren erstmals geisteskrank, soll über 1 Jahr lang in einer Irrenanstalt interniert und dort sehr zurückgezogen gewesen sein (Näheres unbekannt). Einige Jahre später Heirat. Soll dann wieder mit 31 Jahren hie und da „nicht recht im Kopf gewesen sein", habe z. B. bei einem kleinen Wortwechsel an einem Wintermorgen hastig das Bett verlassen, sei in die Küche gerannt, ans offene Fenster gesprungen mit den Worten, sie müsse frische Luft schnappen. Bei der Arbeit war sie oft zerstreut und vergeßlich, hatte wegen Kleinigkeiten Aufregungszustände, war dabei immer ausgesprochener religiös. Soll sich anläßlich eines Umzuges überarbeitet haben, regte sich auf, bekam starke Angstzustände, jammerte viel, gab keine Antwort, äußerte Selbstmordideen und mußte deshalb am 2. X. 1909 erstmals in unserer Anstalt interniert werden (Diagnose: Katatonie). Blieb während 10 Tagen sehr stark erregt, zog sich durch heftige motorische Unruhe an Händen und Füßen Hämatome zu, drängte fort, jammerte fortwährend, schlug und kratzte sich, spuckte um sich, verweigerte die Nahrung, war mutistisch, nahm trotz künstlicher Ernährung körperlich stark ab und hatte einmal Untertemperaturen bei einer Pulszahl von 115. Wurde dann ruhiger, hatte Temperatur bis 39,3° ohne genügenden somatischen Befund, fing wieder zu sprechen und zu essen an, und wurde am 26. X. 1909, nach etwas mehr als 3 Wochen, auf Verlangen des Mannes in geistig und körperlich gebessertem Zustande nach Hause entlassen. — Im Dezember 1912 erneuter Schub, der wieder Internierung nötig machte. Hatte sich bis vor 14 Tagen geordnet benommen, sei zwar immer recht leicht erregbar gewesen, habe aber den Haushalt ordentlich besorgt. Dann fing sie an sich in der Kapelle auffallend zu benehmen, lachte, weinte und betete durcheinander, behauptete im Burghölzli zu sein, der Herr Pfarrer habe es gesagt, wollte noch ein Kind haben, war sexuell stark erregt, soll angeblich hie und da getrunken haben.

Bei der 2. Aufnahme am 15. XII. 1912 sehr erregt, lachte erst, wurde dann aber plötzlich wütend, zotete und fluchte, um gleich wieder aus Leibeskräften zu lachen und gleich darauf spontan zu weinen. Auf der Abteilung weiter sehr erregt, lachte, fluchte, sang, schimpfte, alles durcheinander, war psychisch nicht zu fixieren, schlug wütend um sich, verbarg sich unter der Decke, verweigerte die Nahrung und wehrte sich stark bei der künstlichen Ernährung, verfiel körperlich rasch. Am 7. Tage nach der Aufnahme 38,6° Temperatur, konnte körperlich der Erregung wegen kaum untersucht werden. 2 Tage später Kreuzung von Puls- und Fieberkurve, Puls über 100, Temperatur 36,5° und am 9. Tag plötzlich Exitus.

Sektionsbefund: Kleine, abgemagerte Leiche. An den inneren Organen außer leichtem Lungenödem kein pathologischer Befund, Herzfleisch o. B., Milz von normaler Größe, Zeichnung und Konsistenz. Venen der Pia prall gefüllt, Hirnsubstanz feucht, prall, ödematös, macht geschwellten Eindruck, zeigt zahlreiche Blutpunkte, Ventrikel nicht erweitert, Gehirngewicht 1360 g.

Zusammenfassung: Eine erblich belastete, von jeher sehr religiöse, früher unauffällige, verheiratete Schneiderin, die schon mit 23 Jahren einen ersten, längerdauernden Krankheitsschub in einer Anstalt durchmachte, mußte 16 Jahre später erstmals in unserer Anstalt interniert werden wegen eines schweren, ängstlichen Erregungszustandes, in welchem sie während 10 Tagen fortwährend jammerte, um sich schlug, spuckte, die Nahrung verweigerte und unter Temperaturen körperlich stark herunterkam. (Diagnose: Katatonie.) Trotzdem erholte sie sich und konnte nach 3 Wochen gebessert nach Hause entlassen werden. 3 Jahre später erneuter Schub, wieder sehr erregt, unmotivierte, abrupte Stimmungsschwankungen, lachte, fluchte, schimpfte und zotete alles durcheinander, schlug um sich, verweigerte die Nahrung und verfiel körperlich. Diesmal am 9. Tage seit ihrer Aufnahme nach Kreuzung von Puls- und Temperaturkurve Exitus letalis. Bei der Sektion fanden sich leichtes Lungenödem rechts und Hirnödem, mit Verdacht auf Bestehen einer Hirnschwellung.

Fall 2. Mr., Aline, ledige Schneiderin, geboren 1877, aufgenommen 5. VI. 1914, gestorben 9. VI. 1914.

Der Vater war Trinker, ebenso wahrscheinlich der Großvater väterlicherseits.

Vorleben: Immer mehr still, zurückgezogen, hatte keine Freundinnen. In der Schule nie sitzen geblieben, klagte oft über Kopfschmerzen, habe auch etwa erbrochen. In der französischen Schweiz stark unter Heimweh gelitten. Ging nie zum Tanz, auch nie in Gesellschaft. Erst selbständige Schneiderin, dann 11 Jahre im gleichen Geschäft angestellt. — 1909 ein erster Aufregungszustand, soll immer vor sich hingesprochen haben, unruhig auf und ab gegangen sein, habe vor etwas Angst gehabt, war 9 Wochen in einer privaten Irrenanstalt (Diagnose nicht eruierbar). — Seit 1913 zu Hause Mutter und Großmutter gepflegt, lebte sonst immer sehr zurückgezogen. — Im Oktober 1913 2. Schub: glaubte sich an diesem und jenem schuld, wähnte sich verraten, wollte ein gutes Gewissen haben, hielt bloßes Geklirr für einen Schuß, eine Stimme vor dem Hause für eine sie anklagende Person, war deprimiert. Wurde erstmals am 6. X. 1913 in unserer Anstalt aufgenommen, jammerte erst beständig, hatte einen steif-ängstlichen Gesichtsausdruck, antwortete nichts, zog das Nachthemd aus, rief einem Jaki, „ich bin da!" erwartete einen Mann, hielt die Nachtwärterin für einen solchen. Sagte von sich, wenn sie nicht wäre, hätten wir keine „Helle" mehr, „wir wüßten nicht, in was für einer Ekstase wir lebten". Versteckte sich unter ihrer Decke, gab nur unverständliche Antworten, schrieb auch einen zum Teil sehr verworrenen schizophrenen Lebenslauf. Warf sich unruhig im Bett hin und her, sagte sie habe Angst, antwortete aber nicht auf Fragen. Verbigerierte: „Ekstase, blau und weiß, commeca, non, meine Söhne, meine Töchter, du, du, du . . ." usw. Äußerte Angst, „oh, Frau Doktor, helfen Sie mir . . . ich darf es nicht . . . daß ich verkauft bin, wußte ich nicht, wir würden immer sterben, wie schrecklich, wenn wir wüßten, wenn wir ganz durch wären, Kaiser Wilhelm I., toujours, toujours." Diese Aufregung dauerte etwa während 14 Tagen. Die Patientin jammerte laut, Tag und Nacht, war sehr ängstlich, negativistisch, verweigerte die Nahrung und mußte mehrere Tage künstlich ernährt werden. Hierauf ruhiger, blieb aber ganz autistisch, versteckte sich. Eine Furunkulose und einen großen Mammaabszeß überstand sie gut. Nach einem erneuten, plötzlichen Rückfall mit ängstlicher Aufregung, lautem Geschrei und Gejammer, der in 2 Tagen abklang, volle Beruhigung, aber noch stark autistisch. Konnte schließlich am 12. XII. 1913, nach rund 9 Wochen in psychisch und physisch weitgehend gebessertem Zustand entlassen werden, hatte zuvor fleißig gearbeitet und körperlich zugenommen (Diagnose: Katatonie).

Am 15. VI. 1914 wurde eine erneute Internierung nötig wegen eines schweren Rückfalls. Patientin lief bei der Aufnahme erregt im Zimmer auf und ab, fuchtelte mit den Händen, sprach in einem fort sehr ideenflüchtig, schenkte der Umgebung keine Beachtung, drängte fort. Blieb die folgenden 4 Tage beständig in der heftigsten Aufregung, tobte, schrie, zerriß die Hemden und griff die anderen Patientinnen an, körperliche Untersuchung unmöglich, Nahrungsverweigerung. Am 4. Tage nach der Aufnahme plötzlich ruhig, trank ihre Milch allein, fühlte sich schwach und kam plötzlich und unerwartet ad exitum.

Sektionsbefund: Ziemlich große Leiche, etwas reduzierter Ernährungszustand, aber nicht sehr mager. Allgemeine Stauung der inneren Organe, Myokard stellenweise durch Fett ersetzt. Milz klein, fest. Pialvenen mit blauviolettem Blut gefüllt, starke Stauung, Hirnmasse feucht, weiße Substanz mit vielen Blutpunkten, Ependym überall glatt und spiegelnd, Hirngewicht 1290 g.

Zusammenfassung: Die erblich belastete, ledige, von jeher zurückgezogene Schneiderin erkrankte mit 23 Jahren erstmals an einem Erregungszustand, der Unterbringung in einer Anstalt erforderte. 4 Jahre später zweiter Schub, den sie in unserer Anstalt durchmachte. Damals während 14 Tagen sehr starke, ängstliche Erregung bei Negativismus, abrupter, verworrener Sprache, Verbigeration und Nahrungsverweigerung. Nach eingetretener Beruhigung ein 2 Tage dauernder, heftiger Rückfall mit lautem Geschrei und Gejammer. (Diagnose: Katatonie.) Hierauf nach insgesamt neunwöchigem Anstaltsaufenthalt Entlassung in gebessertem Zustande. Nach ca. $^1/_2$ Jahr von neuem Internierung nötig, wieder heftigster Aufregungszustand, tobte, schrie, zerriß die Wäsche, drängte fort und verweigerte die Nahrung. Nach 4 Tagen plötzlich Beruhigung, sichtliche Erschöpfung und unerwarteter Todeseintritt. Die Sektion ergab Myodegeneratio cordis, Hyperämie der Pia, Ödem und Hyperämie des Gehirns.

Fall 3. Lz., Fritz, lediger Landwirt, geboren 1877, aufgenommen 6. II. 1914, gestorben 12. II. 1914.

Über erbliche Belastung nichts bekannt.

Vorleben: Normale Entwicklung, als Kind gesund, guter Schüler, immer mehr für sich allein, gegenüber seinen Geschwistern anhänglich, nur selten mit Kameraden lustig. — Später als Knecht sehr oft die Stelle gewechselt, weil es ihm jeweils „verleidet" sei. Nach Absolvierung einiger Perioden von Militärdienst aus nicht klar ersichtlichen Gründen dienstfrei geworden. Soll in angetrunkenem Zustande (sonst kein Trinker) einmal Offiziere beschimpft haben, wurde vor Militärgericht zwar freigesprochen, die Sache habe ihm aber später viel zu schaffen gemacht. Im übrigen tüchtiger Arbeiter, soll stets solid und sparsam gelebt haben. Nahm ein kleines Heimwesen in Pacht, besorgte alles selbst, „habe sich wohl überarbeitet". Machte sich wegen des ablaufenden Pachtvertrages viele Sorgen, fing einige Wochen vor Ausbruch der Krankheit zu „studieren" an, war trübsinnig. Soll angeblich schon 1 Jahr vorher einen leichten Anfall von Geistesstörung durchgemacht haben. An Weihnachten 1913 plötzliches, unmotiviertes Davonlaufen von einem Bekannten, der ihn eingeladen hatte. Am 30. XII. 1913 verschwand er mangelhaft bekleidet von zu Hause und machte in einer Wirtschaft Krawall, griff die Wirtsleute an, sprang davon und blieb trotz ziemlich großer Kälte die Nacht durch im Wald. Kehrte dann selbst nach Hause zurück, wütete dort und schlug alles zusammen, bis ihn die Polizei festnahm und nach einer Irrenanstalt brachte. Dort ruhig, körperlich kein abnormaler Befund, kräftiger Bau, 66 kg, Urin o. B. Pupillen, innere Organe, Sprache und Gang o. B. Patellarreflexe gesteigert. Im übrigen orientiertes Zustandsbild mit Gehörshalluzinationen und Wahnideen bei ängstlichem Affekt, Katalepsie: Verharrte in Haltungen, die man ihm gab, lauschte auf seine Stimme, Gott und Teufel redeten zu ihm, er könne nicht sagen was, alles gehe ihm durcheinander, es komme ihm vor, als sei er nicht auf der Welt, er sei beständig in Angst, der Teufel wolle ihn nehmen, er komme ins Feuer, habe bei der Heilsarmee gebeichtet, aber keine Ruhe gefunden, es sei ihm schon lange nicht mehr wohl, über sein körperliches Befinden habe er nicht zu klagen. Beruhigte sich in der Folge rasch und konnte am 23. I. 1914 weitgehend gebessert entlassen werden (Diagnose: Katatonie). — Infolge eines Rückfalles wurde er schon wieder am 4. II. 1914 in einer Privatanstalt aufgenommen, wo er sehr bald zu toben anfing, Mitpatienten angriff und 2 Türen einschlug und sich schließlich durch ein Fenster stürzte, wobei er sich verschiedene Weichteilwunden zuzog und schließlich zu uns gebracht werden mußte.

Bei der Aufnahme ruhig, berichtete von einer großen Angst, die ihn schon letzte Weihnachten gepackt habe, er meine, ein schlechter Mensch zu sein. Er sei nicht geisteskrank, nur aus dieser schrecklichen Angst heraus habe er getobt. Er gab an, Stimmen zu hören, die ihm allerlei Schlechtes aus seinem Leben sagen. Am Abend ruhig im Bett, geordnet, orientiert, sagte, man hätte ihn nicht hierher bringen sollen, die Angst sei nun wieder ganz vorbei. In der Folge läßt die Krankengeschichte leider ziemlich im Stich. Unter dem 9. II. ist vermerkt: „Machte sich vor einigen Tagen mit aller Wucht einen Riß in den Hodensack. Patient ist immer sehr unruhig, muß an Händen und Füßen festgebunden werden, versucht auch so noch beim Verbandwechsel zu beißen, immer sehr ängstlich, stöhnt und ächzt die ganze Zeit. Die Hodenwunde scheint reaktionslos zu verheilen, Patient fiebert immer, unbekannt aus welchem Grunde, da es bisher nicht möglich gewesen, eine körperliche Untersuchung zu machen." Und unterm 12. II.: „Bekam ein Klistier, Temperatur ging etwas zurück (am 2. und 3. Tag 39,4°, am 4. 36,7°, dann wieder 38,7° und am Todestage 37,9°), war abwechselnd ruhig, gab hin und wieder Bescheid, jammerte dabei über seine vielen Sünden, schaute ängstlich umher. Am Morgen bei der Visite ruhig, gegen Mittag plötzlich Kollaps und Exitus letalis."

Sektionsbefund: Etwas magere Leiche, an den inneren Organen kein auffälliger Befund, insbesondere Herz o. B., im rechten Lungenunterlappen vermehrter Blutgehalt. Muskulatur kräftig, gut gefärbt, Milz hart, Zeichnung deutlich, nicht geschwellt. Pia glatt, wenig blutgefüllt, beim Abziehen erweist sie sich als etwas verdickt, bleibt an der Rinde hängen, aber keine Dekortikation. Über die Hirnsubstanz ist nichts Auffallendes vermerkt, Gehirngewicht 1440 g. Die histologische Untersuchung fehlt leider. Infolge des negativen Sektionsbefundes wurde der Fall als katatoner Tod aufgefaßt.

Zusammenfassung: 37 jähr. Landwirt, erblich nicht belastet, früher angeblich gesund, immer aber etwas zurückgezogen, soll bereits vor einem Jahr einen leichten Anfall einer Geistesstörung durchgemacht haben, mußte, nachdem sich schon seit einigen Wochen Zeichen eines neuen Schubes gezeigt hatten, wegen eines Tobsuchtsanfalles interniert werden. Er bot in der Anstalt das Bild eines ängstlichen, orientierten Zustandes mit Katalepsie, Gehörshalluzinationen und Wahnideen bedrohenden, religiösen Inhalts bei körperlich negativem Befund. (Diagnose: Katatonie.) Konnte nach 3 Wochen weitgehend gebessert entlassen werden, mußte aber 14 Tage später infolge eines erneuten heftigen Rückfalls mit Tobsuchtsanfällen, heftiger Angst und Selbstbeschädigungstendenzen im Vordergrund, von neuem interniert werden und starb 6 Tage später plötzlich, unter abfallendem Fieber, nachdem die sehr ängstliche psychomotorische Erregung außer kurzen, ruhigeren Zwischenzeiten angedauert hatte. Die Sektion ergab außer Hypostase des rechten Lungenunterlappens, leichter Piaverdickung und einem Gehirngewicht von 1440 g nichts von Belang, Gehirn und Gehirnhäute weder hyperämisch noch ödematös.

b) Fälle mit subakutem Verlauf des letzten Schubes.

Fall 4. Fr., Franz, lediger Mechaniker, geboren 1895, aufgenommen 7. VIII. 1918, gestorben 27. X. 1918.

Über erbliche Belastung nichts bekannt.

Vorleben: Als Kind still und zurückgezogen, sprach sehr selten, guter Sekundarschüler. Wollte sich mit 21 Jahren verloben, soll dann einen anonymen Brief erhalten haben, in welchem er und seine Braut beschimpft worden seien. Seither verändert, nachdenklich, schlief schlecht, schrieb aus seiner Stelle als Mechaniker in Genf „schwere" Briefe nach Hause. — Nach Hause gerufen, machte er 2mal Suicidversuch (Rasiermesserschnitt am Hals und Sublimat), trank seinen eigenen Urin und wurde erstmals am 9. II. 1917 in unsere Anstalt eingewiesen. War damals sehr steif, negativistisch, deprimiert, abweisend, gab kaum Antworten und verweigerte erst die Nahrung mit der Begründung, sie sei vergiftet. Aß nach einigen Tagen wieder spontan, blieb aber steif, deprimiert, mutistisch (Diagnose: Katatonie). Nach 14 Tagen von seiner Mutter wieder nach Hause genommen. — Am 23. III. 1918 Wiederaufnahme, laut ärztlichem Zeugnis wegen katatonischen Anfällen, in denen er vollständig steif dalag und den Atem aussetzte, oder plötzlich wieder davonlief, in kaltes Wasser lag, auf Bäume kletterte, Würmer, Erde usw. aß. Soll in der Zwischenzeit auf seinem Beruf geordnet gearbeitet haben bis Oktober 1917, wo er die Arbeit ohne ersichtlichen Grund niederlegte, zu Hause blieb, Turnübungen machte. — Diesmal in der Anstalt wieder sehr steif, ohne jeglichen affektiven Regungen, außer sehr gesteigerten Patellarsehnenreflexen körperlich o. B. Mußte auf der Abteilung für Unruhige gehalten werden, ging dauernd sehr steif herum, fast mutistisch, rieb sich das Gesicht blutig und schrie affektlos nach seiner Mutter. Hielt zeitweise solange den Atem an, bis die Conjunctivalgefäße platzten, rannte auch plötzlich mit dem Schädel gegen die Wand, zerriß Hemden, lag dann längere Zeit stets auf derselben Seite, bekam dabei halbseitiges Gesichtsödem, war psychisch ganz unzugänglich. — Rund 2 Monate später den querulierenden Eltern gegen den Rat der Ärzte als leicht gebessert mit nach Hause gegeben.

Bei der 3. und letzten Aufnahme, die am 7. VIII. 1918, etwa 2 Monate nach seiner letzten Entlassung erfolgte, war Patient wieder ganz steif und verwirrt, weder zeitlich noch örtlich orientiert, machte einige katatonische Bewegungen, war ganz autistisch. Soll angeblich in der Zwischenzeit draußen ungefähr während eines Monates sozusagen normal gewesen sein. Lief dann plötzlich mit einer Landkarte nach einem ziemlich entfernten Ort, meldete sich dort beim Stationsvorstand und bat um Geld zur Heimreise. In den letzten 14 Tagen aber arbeitete er zu Hause nicht mehr im Garten, sondern wurde immer bizarrer, turnte, tanzte, sang französisch, begann mit Kot zu schmieren, sich das Gesicht mit Urin zu waschen und in den Abort hineinzukriechen. Nach einigen Tagen wieder orientiert, sprang in gebeugter Haltung im Anstaltshof herum und bekam infolge eines heftigen Schlages durch einen Mitpatienten über der linken Hüfte einen Absceß, der nach Ichthyolverbänden und Incision rasch heilte. Der Patient taute im Anschluß an sein körperliches Leiden ganz auf, er gab nett Auskunft, erklärte sein auch bisher fortgesetztes Zerkratzen seines Gesichtes als Mittel zum Zweck, er wolle eben von hier fort, bat in rührender Weise, man solle ihm doch seine Mutter schicken. Flehte um Wärme, was er offenbar sowohl in wörtlichem als besonders auch übertragenem Sinne meinte, „Wärme gütiger Menschen", er fürchte sich vor der schwarzen Macht, die komme und die wir alle fürchten müssen, er sei schwer belastet durch die Erbsünde, bat den Heiland um Vergebung, versprach feierlich, sich das Gesicht nie mehr zu zerkratzen. 3 Tage später sehr enttäuscht, daß die Mutter noch nicht gekommen war, sagte zur Ärztin, er glaube ihr nichts mehr, sie sei eine Hure, benahm sich wie ein kleines Kind, versuchte das Mitleid seiner Umgebung zu gewinnen, trank aber plötzlich wieder aus dem Nachtstuhl. Einige Tage später wieder sehr unruhig, zerkratzte sich von neuem das Gesicht und benutzte jeden unbewachten Augenblick, um sich den Kopf an der Wand zu zerstoßen, konnte sich so am Scheitel eine klaffende Wunde beibringen, die er immer mit den Nägeln, auch mit den Handschuhen aufzureißen versuchte. Dieser Aufregungszustand hielt etwa 14 Tage lang an, in der letzten Zeit zudem schlechte Nahrungsaufnahme. Patient kam rasch herunter, sah sehr verfallen aus und kam nach kurzer Benommenheit ad exitum.

Sektion: Stark abgemagert, Schädeldach vollständig unversehrt, Absceßfistel in der linken Hüftgegend, geht nicht bis in Gelenk- oder Knochentiefe, die beide intakt sind, hypostatische Pneumonie beider Unterlappen, Stadium der Anschoppung, gestaute Leber, geringer Stauungsascites, Herz und Milz o. B., Gehirn makroskopisch unauffällig, etwas derb anzufühlen, kein Ödem, wiegt 1360 g.

Zusammenfassung: Ein 23 jähr. Mechaniker, erblich nicht belastet, von jeher still und zurückgezogen, mußte 3 mal kurz nacheinander wegen schwerer Katatonie interniert werden. In den beiden ersten Schüben war er sehr steif, mutistisch und suicidal, konnte aber beide Male gebessert entlassen werden. Bei der dritten Internierung erst verwirrt, desorientiert, dann wieder sehr steif und autistisch. Im Anschluß an ein körperliches Leiden wurde der Kranke vorübergehend viel besser. In den letzten 14 Tagen seines Lebens von neuem sehr aufgeregt, äußerte Versündigungsideen und war sehr auf Selbstbeschädigung erpicht. Verweigerte, wie früher auch schon, die Nahrung, kam aber diesmal körperlich rapid herunter und starb nach kurzer Benommenheit. Die Sektion ergab außer einer beginnenden hypostatischen Pneumonie, die als Todesursache nicht genügte, keinen wesentlichen Befund.

Fall 5. Hr., Emil, lediger Handlanger, geboren 1889, aufgenommen 7. XII. 1918, gestorben 24. VIII. 1919.

Heredität: Großmutter mütterlicherseits wegen Verfolgungswahn in einer Irrenanstalt, ein Bruder wegen Geisteskrankheit in einer Anstalt behandelt.

Vorleben: Guter Schüler, immer mehr für sich, solid, wegen Kropf militärfrei. Mit 19 Jahren etwa 4—5 Wochen dauernder Anfall von depressiver Verstimmung, Patient wurde nachher auffallend zurückgezogen, arbeitete nicht mehr. Blieb darauf verschlossen, hatte kaum Freunde, arbeitete aber wieder regelmäßig. Wurde einige Jahre später aufgeregt, hatte das „Reisefieber", zog auf dem Fahrrad durch Österreich, fing, trotzdem er noch Geld hatte, zu betteln an, wurde polizeilich abgefaßt und nach Hause geschafft. Fiel den Angehörigen auf durch seine sonderbaren, religiösen Gespräche, wollte den Leuten auf der Straße und im Zug aus dem Testament vorlesen, predigte eine ganze Nacht durch und wurde am 8. IV. 1913 erstmals in unserer Anstalt interniert. Erst 6 Tage lang beständig sehr aufgeregt, plauderte, schrie, sang und tobte, rannte herum, belästigte die andern Patienten, hatte in seinem Benehmen viel Theatralisches, war einige Male gewalttätig. Wurde dann etwas zugänglicher, blieb aber sehr zerfahren, autistisch, zeigte paradoxe Gefühlsreaktionen, äußerte religiöse Wahnideen. War hierauf wieder einige Tage ganz klar und ruhig. Dann setzte ein dem ersten ganz ähnlicher, nur noch heftigerer Erregungszustand ein, der während etwa 5 Monaten mehr oder weniger unvermindert andauerte. Dabei war der Patient nie eigentlich

ängstlich, er schwatzte vor allem in einer Kunstsprache, war hier und da miß-
mutig und aggressiv. Hierauf wieder ruhig, fleißig und freundlich, in seinem
Wesen aber noch deutlich schizophren, wurde am 21. XI. 1913 gebessert in die
eigene Familie entlassen (Diagnose: Katatonie).

Vom 23. VI. 1914 bis 10. VIII. 1914 wieder in unserer Anstalt, zwischenhinein ein kurzer Entlassungsversuch, der scheiterte. Konnte sich beide Male
nur kurze Zeit zu Hause halten, wurde wieder aufgeregt und äußerte Selbstmord-
gedanken. War unzufrieden, beklagte sich über Stimmen. Er stellte sich vor,
daß seine Gedanken zu spät kommen und sich dann andere an deren Stelle laut
machen. Er sei eher deprimiert, es wäre besser, wenn er nicht mehr leben würde,
lieber wolle er wieder ganz verwirrt sein wie letztes Jahr, das sei angenehmer.
Er erzählte alles mit einem eigentümlichen, halb spöttischen, halb verlegenen
Affekt, bei ganz steifer oberer Gesichtshälfte. — Konnte sich darauf bis zu seiner
letzten Internierung im Dezember 1918 draußen gut halten, arbeitete in einer
Munitionsfabrik, verdiente gut. War außer seiner Zurückgezogenheit und Ab-
geschlossenheit unauffällig. — Im November 1918 starke Grippe, laut ärztlichem
Zeugnis doppelseitige Pneumonie. Auf dem Höhepunkt derselben ein etwa 4 Stunden dauerndes, heftiges Delir, in welchem er tobte, um sich schlug, spuckte und
biß. Darauf 3 Tage ganz ruhig bis ein erneuter manischer Erregungszustand ein-
setzte, der Internierung erforderte. Patient berichtete bei seiner letzten Aufnahme
in unserer Anstalt in einem nicht endenwollenden Wortschwall; erklärte, 1913
habe er starke elektrische Ströme verspürt, jetzt nur noch schwache, Stimmen
höre er nur gute. Fing zu singen an. Körperlich o. B. In der Folge sehr schwieriger
Patient. Außer ruhigeren Zwischenzeiten mit ordentlichem Rapport meist sehr
aufgeregt, ganz unberechenbar, oft gewalttätig, stark dissoziiert, lärmte Tag und
Nacht, reagierte nur auf größte Schlafmitteldosen. Oft euphorisch, führte allerhand Tänze auf, konnte plötzlich bösartig dreinschlagen. Ging einmal sogar
während einigen Tagen ruhig aufs Feld zur Arbeit. — In den letzten 4 Tagen
seines Lebens plötzlich wieder äußerst aufgeregt, gewalttätig, aß gut, Verdauung
o. B. In der Nacht oft überaus erregt, trommelte aus Leibeskräften an die Tür
und wurde am 24. VIII. morgens tot auf dem Bauch liegend in seinem Einzelzimmer aufgefunden, nachdem er abends zuvor 4,0 Chloral erhalten hatte. Mund
und Nase waren frei, Leichenflecken in den abhängigen Partien sehr gering.

Sektion: Mittelstarkes bis starkes Ödem beider Lungen, makroskopisch
scheinbar myodegeneriertes Herz, was mikroskopisch nicht bestätigt wurde. Sub-
pleurale Blutaustritte. Gehirn blutreich, geringes Gehirnödem. Substanz makroskopisch o. B. Gehirngewicht 1550 g. Hirnhäute unauffällig.

Zusammenfassung: 30 jähriger erblich stark belasteter Handlanger,
der seit seinem 19. Altersjahr mehr und mehr verschlossen und autistisch
wurde, mußte innerhalb 5 Jahren 4 mal wegen katatonen Schüben interniert werden. Das erstemal ein schwerer, mehr euphorisch-theatralischer
Erregungszustand während 6 Tagen, der von einem erst ruhigen Zwischenstadium und hierauf von einer erneuten heftigen Erregung gefolgt war,
die monatelang anhielt; dabei war Patient aber immer eher euphorisch.
Die beiden nächsten Schübe waren mehr ruhiger Natur. Der letzte
Rückfall erfolgte im Anschluß an eine starke Grippe. Erst stellte sich
ein heftiges, deliriöses Toben ein, nach einer ruhigen Zwischenzeit folgte
ein lange anhaltender, schwerer Aufregungszustand mit euphorischem
Affekt und kurzen ruhigen Zwischenzeiten. Nach einer weitgehenden

Remission wurde der Patient plötzlich wieder äußerst aufgeregt, er tobte während 4 Tagen, aß aber immer gut und wurde eines Morgens tot aufgefunden. Die Sektion ergab Lungenödem bei einem mikroskopisch nicht veränderten Herzen.

Fall 6. Fn., Otto, verheirateter Schlosser, geboren 1883, aufgenommen 3. VII. 1923, gestorben 26. XII. 1923.

Heredität: Keine Belastung bekannt.

Vorleben: Als Kind etwas schwächlich, sehr fleißiger, stiller Schüler, immer mehr für sich allein. Soll angeblich mit 17 Jahren von 3 Männern angegriffen und geschlagen worden sein, sei besinnungslos liegen geblieben, habe keine Wunden, aber zerrissene Kleider gehabt. Einige Wochen später Angstgefühle, er müsse vor Gericht, wollte in der Nacht fortlaufen. Lag dann 3 Tage lang ganz steif im Bett, ohne ein Wort zu sprechen, aß auch nichts, staunte immer an die Decke. Nach einigen Wochen angeblich wieder normales Benehmen, arbeitete in der väterlichen Schlosserwerkstätte. — Mit 30 Jahren im Anschluß an eine Reise nach Paris sonderbarer Bericht von einem Mann mit weiten Ärmeln, der mit ihm im gleichen Zugsabteil gesessen, der ihn habe töten wollen. Fing an zu „studieren", arbeitete nicht mehr, wollte jenen Mann bei der Gemeinde anzeigen, beschuldigte ihn, einen Arzt getötet zu haben. Wurde wegen Angstgefühlen, ihn belästigenden Stimmen und Fluchtversuchen erstmals am 13. V. 1913 in unsere Anstalt eingewiesen. Machte damals bei der Aufnahme einen benommenen Eindruck, schaute blödsinnig vor sich hin auf den Boden und ließ Urin unter sich. Steif, negativistisch, interesselos, horchte zeitweise auf Stimmen, ungenügend zeitlich und örtlich orientiert, hatte sehr weite Pupillen. Auf der Abteilung immer ziemlich benommen, viele Gehörstäuschungen, massenhafte Beziehungsideen, war nur schwer zum Essen zu bringen, behauptete, alle Nahrung fließe ins Bett, da er ein Loch im Magen habe, wurde elektrisiert, „bis zu den Hüften hinauf", hatte zeitweise Angst und schrie einmal gegen den vermeintlichen Mörder, sagte dann wieder, er sei Napoleon. Im ganzen sehr steifes Gesicht, nichtssagende Affektivität, schwer zu konzentrierende Aufmerksamkeit, bat einmal, man möchte doch machen, daß die Stimmen abgestellt würden. Wurde gegen den Rat der Ärzte am 5. IX. 1913 ungebessert nach Hause entlassen (Diagnose: Katatonie). — Mußte in der Folge bis und mit seiner letzten Internierung noch 5 mal in unserer Anstalt aufgenommen werden. Das 2. Mal im März 1915, 2 weitere Internierungen fielen in dasselbe Jahr. Jeweiliger Anstaltsaufenthalt von 2—3—6 Monaten. Soll nach seiner 1. Entlassung wieder regelmäßig und fleißig gearbeitet haben, blieb im Verkehr aber immer sehr ablehnend, wortkarg, hörte dann plötzlich mit der Arbeit auf und wurde sehr aufgeregt. In einer andern Anstalt, wo er vorübergehend interniert war, wurde während eines heftigen Aufregungszustandes ein epileptiformer Anfall konstatiert. Bei seiner 2. Aufnahme war er in jeder Beziehung richtig orientiert, klagte über Stimmen, die ihn beim Namen riefen, zeigte steife und schwächliche Affekte, hatte Körperhalluzinationen, hockte blöde, leicht stuporös herum. Arbeitete dann wieder, halluzinierte jedoch noch viel, hielt sich aber nach seiner 2. Entlassung angeblich so gut wie noch nie, war vernünftig und arbeitete regelmäßig, bis sich wieder ein Schub einstellte, indem er plötzlich nachts in großer Erregung die Fenster aufriß und hinausbrüllte, man müsse Generalmarsch blasen, sprang nackt herum. Bei der folgenden Aufnahme erst 6 Tage sehr erregt, dann wieder steif und ungebessert entlassen, mußte aber schon am folgenden Tag wieder gebracht werden und bei der Aufnahme mit aller Kraft zurückgehalten werden. Er drängte unbändig fort, riß seinen Kopf, den er tief nach vorn gesenkt hatte nach hinten, starrte den eintretenden Arzt an und keuchte:

„Geh zum Teufel mit dem Morgenrot!" Blut- und Liquorwassermann negativ. Während des 6monatigen Aufenthaltes abwechselnd ruhig, steif, oder sehr aufgeregt. Tanzte einige Monate vor der Entlassung an einem Ball sehr lebhaft mit und nachdem er ruhig und geordnet sich längere Zeit halten konnte, wurde er entlassen. Fast 6 Jahre später wieder kurze Internierung, von einer anderen Anstalt als Katatonie überwiesen, wohin er als Notfall gebracht worden war. Hatte in einem schweren Tobsuchtsanfall unter Alkohol stehend (dem er in der letzten Zeit oft zu reichlich zugesprochen hatte) in seiner Umgebung alles klein geschlagen. Er war damals orientiert, erkundigte sich gleich nach den früheren Ärzten, gab Alkoholabusus zu, gab an, die Stimmen hätten ihm gesagt: „Das ist er, da ist er!" Er habe von jeher studiert, wie man die Entwicklung der Menschen auf andere Bahnen bringen könnte und so sei auch diesmal die Krankheit durch das Studieren zum Ausbruch gekommen. Von Wahnideen oder Halluzinationen diesmal nichts zu sehen, konnte nach einem Monat gebessert entlassen werden.

1¹/₂ Jahre später letzte Aufnahme wieder in einem Erregungszustande, wahrscheinlich durch Alkoholgenuß ausgelöst. War orientiert, sprang drohend auf, ging aufgeregt umher, wurde grob und mußte festgehalten werden. Während rund 8 Tagen sehr unruhig, ging im Taktschritt herum, machte Kehrtwendungen, streckte dann wieder segnend die Hände aus oder machte turnerische Freiübungen, hob ein supponiertes Gewicht 20—30mal zur Hochhalte, machte allerhand Faxen und war dissoziiert. Antwortete auf Fragen nach seinem Befinden mit: „Sie sind doch auch ein freier Schweizer." Beklagte sich über Stimmen, die aus seinen Zähnen kommen, er wisse aber nicht, was sie sagen. Erklärte dann selbst, nun sei er geistig wieder zusammengeflickt. Meinte, er sei halt wieder vom Evangelium ausgegangen, er glaube daran, das sei für ihn Gesetz und so werde es besser auf der Welt, er sei auf der rechten Bahn usw. Arbeitete dann längere Zeit tüchtig auf dem Feld, war ruhig und einsichtig. Etwa 4 Monate nach der Aufnahme plötzlicher Ausbruch eines deliriösen Aufregungszustandes, es wurde sofort ein Somnifenschlaf eingeleitet, der nach 5 Tagen unterbrochen wurde, da der Patient keine Nahrung mehr zu sich nahm. Er glaubte sich dann inmitten einer Menge von Mädchen, onanierte den ganzen Tag, hörte eine Unmenge Stimmen, die aus dem Kopfkissen kamen, das er zerriß, nachts oft laut, polterte an die Türe. Wurde dann plötzlich wieder ruhig und klar, gab sinngemäße Antworten, welcher Zustand etwa 1 Monat lang anhielt, schrieb einen geordneten Brief an seinen Bruder. Hierauf erneuter, schwerer Erregungszustand, magerte innerhalb weniger Tage rasch ab und kam ad exitum.

Sektion: Abgemagert, innere Organe intakt, in den Bronchien milchiger Inhalt, Hirnsektion o. B. Gehirngewicht 1270 g. Der Fall wurde als katatoner Tod aufgefaßt. Im hirnanatomischen Institut in Zürich wurden durch die mikroskopische Untersuchung ähnliche diffuse, atrophische Veränderungen in den Plexus chorioidei besonders der Seitenventrikel festgestellt, wie sie in jenem Institut schon wiederholt bei Schizophrenen gefunden und beschrieben worden sind.

Zusammenfassung: Patient, ein 40jähr. Schlosser, erblich nicht belastet, hatte schon mit 17 Jahren offenbar den ersten katatonen Schub. Er mußte in der Folge verschiedentlich interniert werden. In den ersten Schüben war er meist steif, negativistisch, interesselos, zeitweise benommen, halluzinierte viel, hatte auch Körperhalluzinationen. Arbeitete in den Zwischenzeiten ordentlich, fing aber nach und nach zu trinken an. Später war er in seinen Rezidiven manchmal schwer erregt, hatte Tobsuchtsanfälle, in denen er alles klein schlug und bei denen er oft unter Alkoholwirkung stand. Bei seiner letzten Internierung bot er erst einen alkoholisch gefärbten Erregungszustand, war dann längere Zeit ruhig und klar und arbeitete auf dem Felde. Plötzlich brach ein schwerer deliriöser Erregungszustand aus, der durch ein ruhiges und klares Zwischenstadium abgelöst wurde, das etwa einen Monat lang anhielt. Hierauf ein letzter heftiger Erregungszustand, in welchem der Patient innerhalb weniger Tage stark abmagerte und ad exitum kam. Die Sektion vermochte die Todesursache nicht aufzuklären.

Fall 7. Bz., Johann, lediger Knecht, geboren 1888, aufgenommen 23. I. 1911, gestorben 11. IV. 1911.

Heredität: Vater Potator, Mutter Potatrix, Suicidversuch, eine Schwester sonderbar, hält es nirgends aus.

Vorleben: War ein Verdingkind, mittelmäßiger bis schlechter Volksschüler, später als Knecht sehr oft ohne ersichtlichen Grund die Stellungen gewechselt, von jeher sehr verschlossen, galt bei einem Arbeitgeber als „verrückter Kerl". Meist für sich, mied die Gesellschaft, sprach mit den Angehörigen fast nichts, ließ sich überhaupt kaum sehen. Trank zeitweise ganze Wochen hindurch, dann wieder lange gar nichts. — Wurde mit 21 Jahren besonders auffallend in seinem Benehmen, noch unzugänglicher, schweigsamer, arbeitete nicht mehr, drang plötzlich in das Schlafzimmer eines Verwandten ein, um es gleich wieder zu verlassen, machte stereotype Bewegungen mit der rechten Hand (Zupfen am Kleid), halluzinierte, klagte über das Geschrei der Katzen, das beständig da sei, es brenne im Zimmer usw., wurde zusehends unruhiger und unheimlicher und deshalb erstmals am 26. V. 1909 in unsere Anstalt eingewiesen. Damals absolut mutistisch, Mangel jeglicher Reaktion, negativistisch, autistisch, lag vollständig steif im Bett in gestreckter Rückenlage, Andeutung von Katalepsie, weite Pupillen, schwitzte immer sehr stark, war gewöhnlich abends ganz naß, trotz andauernd steifer Haltung, besonders auch des frei erhobenen Kopfes („oreiller psychique"), aß ungenügend, hartnäckige Stuhlverhaltung, auch später, wie er wieder genügend Nahrung zu sich nahm, oft nicht einmal auf Klistier Stuhlgang. Verharrte während mindestens 6 Monaten in diesem katatonen Stupor, ohne ein Wort zu sprechen, reagierte auch bei Besuchen in keiner Weise, absolut kein Rapport möglich. Dann während eines Monates langsames Auftauen, reichte erst steif kataton die Hand, hatte dann einen wärmeren Blick und fing mehr und mehr zu sprechen an, auf Fragen, sein früheres psychisches Verhalten betreffend, reagierte er aber regelmäßig mit Sperrung. Schaute an einem Anstaltsball erst stumm aber aufmerksam zu, tanzte dann auf Geheiß sehr fröhlich und fing zu singen an. Ging in der Folge regelmäßig aufs Feld und arbeitete fleißig. Wurde nach etwa 4 Monaten allmählich wieder lauter und lauter, fing an, die Mitpatienten mit Witzen zu quälen, spritzte die andern im Dauerbad, sprang an die Fenster, befreite sich aus den Wickeln, lachte Patienten und Besucher aus. In Einzelzimmer versetzt, schmierte er, zerbrach den Nachtstuhl, sang, pfiff, lachte und tanzte den ganzen Tag. Konnte via Abort nur im Hemd entweichen, 2 Stunden später von der Polizei zurückgebracht, erzählte er amüsiert, wie ihn alle in der Stadt angeschaut hätten, „gewiß haben sie gedacht, es komme ein Verrückter aus dem Burghölzli und es ist ja auch einer gewesen". Blieb während etwa 4 Monaten bei seiner bewußten Boshaftigkeit, plagte zeitweise in unerträglicher Weise Wärter und Patienten mit dummen Streichen, schlug Scheiben ein, meinte, er sei ein Hauptkerl auf dem

Topf, wenn man ihn drauf setze, so mache er doch daneben, gab fortgesetzt schnoddrige Antworten, man müsse doch zeigen, daß man verrückt sei usw. Konnte endlich, nachdem er sich wieder gut gehalten hatte, am 5. IX. 1910 gebessert in eine Stelle entlassen werden (Diagnose: Katatonie).

Nach rund $2^1/_2$ Monaten Wiederaufnahme: sehr aufgeregt, in verwahrlostem Zustand, Lippen vertrocknet, ganz starrer Blick. Tanzte unaufhörlich hin und her, mit dem Körper nach allen Seiten wiegend. Klatschte in die Hände, spuckte alles voll, sang immer in den gleichen einförmigen Tönen, indem er an alles, was er eben hörte oder sah, in vollkommen sinnloser Weise anknüpfte. „Alle Tage, alle Leute die gestorben sind, ja, ja, ja, ja, alle Tage kommt der Leichenwagen, ja, ja, ja, du bist verrückt mein Kind." — Die begleitenden Polizisten gaben an, daß Patient in einem Nachtquartier, wo er erst ganz unauffällig erschienen war, nachts 1 Uhr plötzlich aufgeregt wurde, zu tanzen, zu pfeifen und zu singen anfing, ohne bis jetzt damit aufzuhören, habe im Arrestlokal Scheiben eingeschlagen. 1 Monat nach der Aufnahme wurde folgendes in die Krankengeschichte eingetragen: „Bis jetzt ununterbrochen in fast gleicher Erregung, spricht unaufhörlich ganz unzusammenhängend, dabei ständig mit den Händen gestikulierend, leicht ablenkbar, Dauerbad wirkt nicht genügend beruhigend. Greift sehr oft mitten in der Nacht plötzlich Mitpatienten und Wärter an, ist schon ganz heiser und ziemlich abgemagert" und $1^1/_2$ Monate später: „Seit 4 Wochen in immer gleicher, furchtbarer Aufregung, fast zum Skelett abgemagert, schreit, spricht und singt unaufhörlich, Wortsalat". — Hatte einige Tage später am Zeigefinger der linken Hand eine Phlegmone, jeder Verband wurde abgerissen, die Phlegmone dehnte sich auf den Unterarm aus, und der Patient starb am folgenden Tag, ohne daß man den Eindruck einer Sepsis hatte.

Sektion: Sehr abgemagert, Phlegmone der linken Hand, Stauung in den Abdominalorganen. Herz, Lungen und Milz o. B., ebenso Magendarmtraktus. Hirnsubstanz fest, etwas wachsartig, 1230 g. Hirnsektion o. B.

Zusammenfassung: Der Patient, ein 23 jähriger schwer belasteter Knecht, war in seinem Benehmen von jeher sehr auffallend. Mit 21 Jahren machte er einen schweren katatonen Schub durch, während welchem er mindestens 6 Monate lang vollständig autistisch, mutistisch und steif im Bett lag. Dann taute er langsam auf, wurde sehr nett und arbeitete fleißig. Nach etwa 4 Monaten Einsetzen eines dem ersten in seiner Symptomatologie diametral entgegengesetzten Zustandes. Während Monaten stellte Patient in boshaftester Weise dumme Sachen an, plagte in unerträglicher Weise Wärter und Mitpatienten. Schließlich konnte er gebessert in eine Stelle entlassen werden. Schon nach $2^1/_2$ Monaten Wiederaufnahme in einem schweren, kataton-manischen Erregungszustand, der ununterbrochen während $2^1/_2$ Monaten anhielt. Der Patient magerte zum Skelett ab und starb, nachdem sich infolge einer Fingerverletzung eine Phlegmone eingestellt hatte.

Fall 8. Sh., Elisabeth, Hausfrau, geboren 1864, aufgenommen 5. IX. 1905, gestorben 6. I. 1909.

Heredität: Keine erbliche Belastung bekannt.

Vorleben: Soll stets lebhaft und intelligent gewesen sein, dabei sparsam und in allen Stellen, die sie versah, eine tüchtige Arbeiterin. Die Patientin war geistig angeblich nie krank, bis in ihr 36. Altersjahr (mit 31 Jahren hatte sie einen Abort im 4. Monat und 1 Jahr später einen solchen im 5. Monat durchgemacht). Dann

begann die Psychose mit zeitweisen, um die Zeit der Menses auftretenden Schlaf-
attacken von etwa 1 Stunde Dauer. Dazwischen litt die Patientin an Kopfschmerzen, ferner wurde eine gewisse Ängstlichkeit und Hemmung beobachtet, die Frau
wurde wortkarg und bot das Bild einer leichten stuporösen Melancholie (Hausarzt). Sie verbrachte darauf etwa 8 Monate in einer Irrenanstalt in London, wurde
vom Mann zu früh nach Hause genommen und hatte einen Rückfall. Nun wollte
sie sterben, verlangte vom Manne, daß er sie töte, hörte Stimmen und äußerte
Verfolgungsideen. Vom Hausarzt wurden negativistische Tendenzen beobachtet,
dagegen keine somatischen Störungen. Vom 17. V. 1902 bis 7. VII. 1903 war
die Patientin erstmals in unserer Anstalt, sie wurde vom Arzt draußen als de-
pressive Katatonie eingewiesen, welche Diagnose in unserer Anstalt bestätigt
werden konnte. Die Patientin war erst etwas gedrückt, leicht ängstlich und sehr
steif, dann wurde sie auffallend gleichgültig, später drängte sie stets in affektloser
Weise hinaus und bot schließlich ein stationäres Bild: sie war nun meist euphorisch,
hie und da etwas aufgeregt und stand häufig allein vor sich hinsprechend im
Korridor und halluzinierte ganz offensichtlich. Schließlich konnte sie gebessert
entlassen werden, mußte aber am 5. IX. 1905 wieder in unsere Anstalt gebracht
werden. Nach den Angaben des Mannes war es nie recht gut gegangen. Nun aber
besorgte sie im Haushalt gar nichts mehr, sah zum Fenster hinaus, jammerte oft
in der Nacht, war sehr unordentlich und sprach oft tagelang kein Wort.

Bei der 2. Aufnahme bei uns war Patientin ruhig und machte einen schon
ziemlich dementen Eindruck. In der Folge war sie hier und da deprimiert, arbeitete
fast nichts und saß meist untätig herum. Von Zeit zu Zeit sprang sie in katatonischer Weise im Korridor auf und ab, war im ganzen immer recht affektlos,
kümmerte sich um nichts in ihrer Umgebung und machte einen immer dementeren
Eindruck. — Anfang Dezember 1908 wurde die Patientin mehr und mehr ängstlich
und erregt. Die Angst steigerte sich sehr rasch, dazu kam fortwährendes Jammern,
der Gesichtsausdruck blieb maskenhaft steif und stier. Sie fing an in unsinniger
Weise fortzudrängen, klammerte sich den Ärzten an und stand dazwischen stundenlang jammernd und klagend am Fenster. Daneben benahm sich die Kranke auffallend erotisch. Am 25. XII. 1908 stellten sich plötzlich hohe Temperaturen ein,
bis 40°, dabei bestand ein schwerer Allgemeinzustand (somatisch hatte Patientin
bisher keinen pathologischen Befund geboten). Auch jetzt war körperlich kein
krankhafter Befund zu erheben, die Patientin klagte auch über nichts. In der
Folge bot sie ein wechselvolles Krankheitsbild: mehrere Tage anhaltendes, hohes
Fieber (immer um 40° herum) wurde mit plötzlichem Abfall von subnormalen
Temperaturen (35,6°) gefolgt. Dabei bestand dauernd ein schwerer Allgemeinzustand, und die Kranke verfiel körperlich sehr rasch. Die Pupillen waren weit
und die Reflexe wechselnd. Man dachte bei der zudem bestehenden, scheinbaren
Nackenstarre an eine meningitische Affektion. Am 6. I. 1909 erfolgte der Exitus
im Koma.

Sektionsbefund: Verfettung des Herzens und der Nieren, alte pleuritische
Adhäsionen rechts. Hyperämie beider Lungenunterlappen. Hyperämie der Pia.
Gehirn makroskopisch o. B. Mikroskopisch konnte mit Sicherheit eine Paralyse
ausgeschlossen werden, der übrige Befund war ganz uncharakteristisch. Hirngewicht: 1000 g. Hirnwasser 90 g.

Als Todesursache wurde katatonische Hirnlähmung angenommen.

Zusammenfassung: Eine erblich nicht belastete Frau erkrankte
mit 36 Jahren an einem ersten Schub einer depressiven Katatonie
und mußte infolge eines Rückfalles im Jahre 1902 erstmals in unserer
Anstalt interniert werden, wo sie das Bild einer erst depressiven, dann

einer euphorischen Katatonie bot. Nach rund 14 Monaten konnte sie gebessert entlassen werden. Während ihrer zweiten Internierung bei uns, rund 2 Jahre später, war die Kranke erst ruhig, sie saß dement und untätig auf der Abteilung herum. Dann stellten sich rasch zunehmende Angst und motorische Erregung ein, und plötzlich erkrankte die Patientin unter hohen Temperaturen ohne somatischen Befund. Bei raschem körperlichem Zerfall erfolgte nach einigen Tagen der Exitus, ohne daß die Sektion die Todesursache aufzuklären vermochte.

Bei den angeführten Fällen ist es kaum nötig, die Diagnose einzeln zu begründen, es unterliegt wohl keinem Zweifel, daß es sich um Katatonien handelte.

Die Patientin des Falles 1 war während ihrer ersten Internierung 10 Tage lang motorisch sehr stark erregt, dabei ängstlich jammernd, fortdrängend und sich selbst beschädigend usw. Trotzdem sie körperlich stark herunterkam und Temperaturen bis 39,5° auftraten, erholte sie sich recht gut, so daß sie wieder längere Zeit ihren Haushalt richtig besorgen konnte. Erst 3 Jahre später erlag sie einem erneuten Schub, der an sich klinisch nicht als schwerer erschien und um einen Tag kürzer war als der vorhergehende. Hinsichtlich der speziellen Symptomatologie sind zwischen den beiden Schüben keine großen Unterschiede zu konstatieren, am ehesten wäre eine gewisse Differenz in der Affektlage zu verzeichnen: mehr einheitliche Ängstlichkeit während des ersten, abrupt wechselnde Stimmung beim zweiten Schub. Erwähnenswert ist andererseits der Umstand, daß die inneren Organe, speziell das Herz, intakt waren, nicht unerwähnt bleiben soll das pralle, ödematöse Gehirn, das einen geschwellten Eindruck machte.

Etwas anders liegen die Verhältnisse beim 2. Fall. Hier machte der erste, in unserer Anstalt beobachtete Schub gegenüber dem zweiten, zum Teil wenigstens, einen etwas blanderen Eindruck. Die Kranke war zwar schon das erstemal zeitweise stark erregt, sie jammerte laut Tag und Nacht, war ausgesprochen ängstlich und verbigerierte. Hier und da aber gab sie (undeutliche) Antwort, sie schrieb sogar einmal einen (schizophren verworrenen) Lebenslauf. Der zweite, tödlich endende Schub dauerte nicht wie der erste 14, sondern nur 4 Tage, bestand aber in einer anhaltenden heftigsten Aufregung mit Toben, Schreien, Zerreißen und Angriffen auf die Umgebung, ohne daß die Patientin von dieser irgendwie Notiz nahm. Bemerkenswert ist in diesem Falle zudem der Umstand, daß die Kranke während des ersten, in Besserung ausgehenden Schubes eine Furunkulose und einen großen Mammaabsceß überstand. Ferner ist der pathologisch-anatomische Befund hervorzuheben, wonach das Myokard stellenweise durch Fett ersetzt war, wobei bemerkt sei, daß die Schübe rund 6 Monate auseinander lagen.

Drei unter „b" angeführte Fälle (4, 5 und 6) könnten in gewissem Sinne auch zur ersten Untergruppe gezählt werden, indem der während der letzten Internierung jeweils sich einstellende katatone Paroxysmus, in dem die Kranken schließlich zugrunde gingen, nur wenige, bis höchstens 14 Tage dauerte und als letzter akuter Schub bezeichnet werden könnte. Eine solche Auffassung ist bis zu einem gewissen Grade gerechtfertigt, besonders bei 6, wo der Kranke ca. 4 Wochen lang ruhig und verständig war und seinem Bruder einen geordneten Brief schrieb, dann aber in einem darauffolgenden plötzlichen Erregungszustand starb. *Bleuler* hat darauf hingewiesen, „daß ein akutes Syndrom und ein Schub zwei verschiedene, aber nicht immer auseinanderzuhaltende Dinge sind". Es wird auch nicht angehen, die Dauer eines Schubes derjenigen der Anstaltsinternierung gleichzusetzen, da ja bekanntlich der Zeitpunkt sowohl der Einweisung als auch der Entlassung nicht selten von anderen, rein sozialen Momenten abhängig ist. Die beiden ersten Fälle unterscheiden sich aber von den vier folgenden durch ihre geringere Anzahl vorausgegangener Schübe, die außerdem kürzer waren und mindestens 6 Monate auseinander lagen. Zudem zeigten die Fälle der zweiten Untergruppe im allgemeinen einen weniger heftigen Verlauf insofern, als die einzelnen Schübe entweder als akinetische, katatonisch steife Zustände auftraten, oder, wenn es sich um hyperkinetische Erregungen handelte, diese von einem euphorischen Affekt begleitet waren und zeitweise durch ruhigere Zwischenzeiten unterbrochen wurden. So wird bei 5 während den zum Teil sehr lang anhaltenden und starken Aufregungszuständen von Plaudern, Singen, Pfeifen, Schwatzen und Kunstsprache, von Tänzen und theatralischen Gebärden überhaupt berichtet, ausdrücklich wird bemerkt, daß der Patient nie eigentlich ängstlich, sondern oft ausgesprochen euphorisch war. Interessant ist zudem die objektive, halb spöttische Stellungnahme des Kranken zu seinem Leiden während seines vorletzten Anfalles und die darauffolgende sehr gute Remission. Ferner sei auf das ca. 4 Jahre später sich einstellende kurze aber heftige katatoniforme Delir in der Acme einer grippösen Erkrankung hingewiesen, an welches sich der letzte, viele Monate andauernde Schub anschloß, der immer wieder durch ruhige Zwischenzeiten mit ordentlichem Rapport unterbrochen wurde. Bemerkenswert ist außerdem der auf eine, allerdings kurze Remission folgende schwere und entscheidende Paroxysmus, während welchem der Kranke, wie besonders erwähnt wird, gut aß und keine Verdauungsstörungen aufwies, aber innerhalb weniger Tage plötzlich starb. Von Bedeutung ist in diesem Falle der Sektionsbefund, wonach es sich bei intaktem Myokard offensichtlich um eine akute Stauung im kleinen Kreislauf mit Lungenödem und wahrscheinlicher daraus folgender Erstickung handelte, was aber immerhin sehr wohl cerebral bedingt gewesen sein dürfte.

Bei 4, 6 und 7 waren die ersten Schübe immer mehr ruhiger, steifer, katatoner Art, besonders ausgesprochen bei 7. Immer aber ließ der ganze Symptomenkomplex auf schwere Störungen schließen; dafür sprechen: das Schmieren mit Urin und Kot, das Essen von Erde und Würmern, das Trinken aus dem Nachtstuhl, die raptusartigen, katatonen Anfälle, die Selbstbeschädigungen und sehr gesteigerten Reflexe bei 4, die stuporöse Verwirrtheit, die massenhaften Halluzinationen, die sehr weiten Pupillen, der epileptiforme Anfall usw. bei 6 und der schwere, viele Monate dauernde katatone Stupor mit vollständig steifer, gestreckter Rückenlage, oreiller psychique, weiten Pupillen, starkem Schwitzen und hartnäckigen Verdauungsstörungen bei 7. Interessant ist bei 4 wieder der letzte, schwere Aufregungszustand, während welchem der Patient außerordentlich suicidal war, innert wenigen Tagen rasch herunterkam und starb. Auch hier ging diesem letzten Ansturm ein merkwürdig gutes Auftauen aus dem steifen Autismus voraus, das sich allerdings im Anschluß an ein körperliches Leiden eingestellt hatte. Bemerkenswert ist auch die bei der dritten und letzten Internierung einige Zeit vorhanden gewesene Verwirrtheit und Desorientierung des Kranken. Bei 6 sei außer den schon erwähnten Eigentümlichkeiten noch besonders auf den Somnifenschlaf hingewiesen, der eingeleitet wurde, um den plötzlich ausbrechenden deliriösen Aufregungszustand zu coupieren, aber wegen mangelnder Nahrungsaufnahme abgebrochen wurde. Vor allem zu betonen bei dieser Beobachtung ist übrigens der in der letzten Zeit deutliche Wechsel zwischen plötzlichen schweren Verwirrtheits- und Erregungszuständen einerseits und weitgehenden Remissionen andererseits, in denen der Patient z. B. tüchtig auf dem Felde arbeitete. Erst im letzten und kurzen Schub magerte auch dieser Kranke innerhalb weniger Tage sehr rasch ab und kam ad exitum.

Eine gewisse Ausnahmestellung nimmt Fall 7 ein. Auf das erste, im höchsten Grade steif katatone, mutistische und akinetische Stadium folgte eine sehr gute Remission, die durch einen vom ersten sehr verschiedenen Symptomenkomplex abgelöst wurde, indem der Kranke nun in anhaltender starker motorischer Erregung war, dabei aber in keiner Weise Benommenheit, sondern bewußte, ausgesprochene Boshaftigkeit und amüsierte Belustigung über seine Streiche an den Tag legte. Auch der letzte, tödlich endende Schub, der wie die übrigen monatelang dauerte, trat in Form eines anhaltenden, heftigen, euphorischen und mehr läppisch spielerischen Aufregungs-, nicht Verwirrtheitszustandes auf, bis eine via Fingerverletzung hinzukommende Handphlegmone sich vielleicht bei dem zum Skelett abgemagerten Patienten als letzter Anstoß zum Tod auswirkte. Erwähnt sei noch die feste und etwas wachsartige Konsistenz des 1230 g schweren Gehirns.

Beim Falle 8 schließlich ist bemerkenswert, wie dem letzten und entscheidenden Anfalle ganz gewöhnliche schizophrene Schübe vorausgegangen waren. Vor der auffallenden Änderung des Krankheitsbildes wirkte die Patientin bereits als stationäre, stark verblödete Katatonie. Von den dann sich einstellenden Symptomen sind vor allem hervorzuheben die rasch ansteigende Angst und motorische Erregung, die starken Temperaturanstiege mit ihren Schwankungen ohne auffindbare somatische Ursache und der rasche körperliche Zerfall. Interessant ist das hier sowohl makroskopisch als auch mikroskopisch unauffällige, nur 1000 g schwere Gehirn.

2. Schizophrenien ohne frühere schizophrene Anfälle.

Die Fälle dieser Gruppe unterscheiden sich gegenüber den vorhergehenden dadurch, daß sie jeweils nur einmal und nur während relativ kurzer Zeit zur klinischen Beobachtung kamen. Es fehlt hier der zum Beweis der Diagnose so wichtige spätere Verlauf. Zudem waren viele der Kranken mehr oder weniger benommen, was bekanntlich eine ganz wesentliche Herabsetzung des diagnostischen Wertes der Symptome bedingt. Wie vorsichtig zudem besonders bei akuten Fällen ein kataton zu nennender Symptomenkomplex in diagnostischer Hinsicht zu verwerten ist, zeigen die immer wieder vorkommenden Beobachtungen, wo scheinbar einwandfreie Katatonien (auch bei jüngeren Leuten!) sich später als Paralyse, Lues cerebri oder Encephalitis epidemica entpuppen. Der nun freilich in einigen der vorliegenden Fälle durch die histologische Untersuchung erfolgte Ausschluß jeder bekannten organischen Psychose beweist an sich noch keine Schizophrenie, da ja eine anatomisch noch unbekannte, andersartige Psychose mit katatoniformer Symptomatologie vorliegen könnte. Immerhin ist in den hier zusammengestellten Fällen die Annahme einer Schizophrenie doch äußerst wahrscheinlich.

Zu dieser Gruppe wurden Fälle gezählt, die eine direkt schizophrene Belastung, ein schizoides Vorleben, evtl. mit leichten Schüben und während ihrer Beobachtung einen mehr oder weniger typisch schizophrenen Symptomenkomplex, aufwiesen, wobei all diese Momente bei den einzelnen Fällen in verschiedener Kombination und Häufung auftraten. Auch hier lassen sich die Fälle auf Grund des akuten oder subakuten Verlaufes in 2 Untergruppen teilen. Wieder ist es auffallend, wie die in kurzer Zeit zu Tode gekommenen Kranken sich meistens in einem schweren, ausgesprochen ängstlichen Erregungszustande befanden, der in fast unverminderter Stärke bis zum Exitus anhielt, während bei den subakut verlaufenden Fällen ein viel schwächerer Affekt vorlag. Im übrigen kamen bei allen Beobachtungen die verschiedenen katatonen Symptome, ähnlich wie bei denjenigen der ersten Gruppe, in wechselnder Zahl und Mischung vor. Meist waren es jüngere Leute von 24—39 Jahren, nur 2 Patienten hatten ein schon höheres Alter von 47 und 50 Jahren.

a) Fälle mit akutem Verlauf.

Fall 9. Br., Theodor, verwitweter Gärtner, geboren 1896, aufgenommen 24. VIII. 1927, gestorben 6. IX. 1927.

Nach Angaben zweier Brüder, von denen der eine einen schwer schizoiden Eindruck macht, stammt Br. aus belasteter Familie: Der Vater leicht erregbar, gegenüber seinen Kollegen mißtrauisch und zurückgezogen. Ein Onkel väterlicherseits geisteskrank, vorübergehend in einer Irrenanstalt, ein anderer Trinker und ein Onkel mütterlicherseits ebenfalls geisteskrank, ein Bruder schwachsinnig.

Vorleben nach Angaben eines Bruders: Früher gemütlich und unterhaltsam, dagegen in seinem Benehmen von jeher etwas auffallend: eine gewisse Vernachlässigung seiner Kleidung, ein gewisses Ignorieren landesüblicher Sitten, Opponieren gegen einfache Regeln des Anstandes, nie eigentlich menschenscheu oder zurückgezogen. In der Schule gut, lernte mit Freude seinen Beruf. Später viel Stellenwechsel ohne ersichtlichen Grund. Arbeitete stets gut, war aber oft unordentlich, ließ einfach Geräte liegen, lief etwa unmotiviert von der Arbeit weg, machte sich dann deshalb Vorwürfe. Im ganzen aber immer als tüchtiger, rechtschaffener und ernster Mann geachtet. Seit April 1926 verheiratet, mit seiner Frau gut ausgekommen. Diese starb Ende Juni 1927 an einer akut verlaufenen Lungentuberkulose. Patient faßte den Tod seiner Frau angeblich nicht besonders schwer auf, war etwas deprimiert, ohne jedoch aufzufallen. Er machte 3 Wochen Ferien, wechselte den Ferienort, fiel durch eine gewisse Unruhe auf, klagte über Krankheitsgefühl, suchte einen Arzt auf, ohne sich viel daraus zu machen. Nach der Rückkehr angeblich nicht mehr derselbe Mensch: klagte den ganzen Tag über seine Därme und den Magen, alles sei infiziert, behauptete, er habe von seiner Frau her Tuberkeln im Magen, er stecke auch noch seine Geschwister an, belästigte diese Tag und Nacht, indem er in allen Zimmern umherlief und unsinnige Ideen äußerte. Lief in einer Nacht 2mal von zu Hause weg, kam immer wieder selbst zurück, das 3. Mal aber von ihm selbst telephonischer Bericht aus einem einige Kilometer entfernten Dorf, man wisse schon, wo er sei. Der ihm entgegenfahrende Bruder fand ihn auf der Straße, barfuß, die Socken in der Hand, nur mit Hemd, Hose und Weste bekleidet, alles ganz naß, sagte, er sei baden gegangen. Löffelte zu Hause die brennend heiße Suppe hinunter als ob nichts wäre, redete verworren, sich wiedersprechend: er habe sich ertränken wollen, entschuldigte sich aber gleich darauf, daß er vor seinem Weggehen nichts gesagt habe. Versuchte mit einem Eisenstab eine Starkstromleitung zu berühren, brannte nochmals durch, um ins Wasser zu gehen und mußte deshalb eingewiesen werden.

Bei der Aufnahme das Bild einer schweren, aber nicht klaren, sondern recht steifen Depression, gibt auf Befragen kaum Antwort, lispelte nur einige abgerissene Worte, war gehemmt, hatte sich selbst aufgegeben, zeitlich und örtlich orientiert. Am folgenden Tag auf der Abteilung immer noch ein eigentümliches Gemisch von Steifigkeit und Tragik im Gesichtsausdruck, wollte sich bei der körperlichen Untersuchung immer decken, „weil er zu wenig Blut habe". Im übrigen dieselben depressiven, zum Teil unsinnigen Wahnideen, wie oben erwähnt. Sterben wolle er, weil er unheilbar sei, auch „weil er nicht sterben könne, er habe kein ewiges Leben, er wolle hoffen, daß er sterben könne". Klagte in abgerissenen Sätzen über Schwierigkeit im Denken, „er habe keine Überlegung". War psychomotorisch erregt, verließ dauernd das Bett, nannte sich Mörder, verlangte fortwährend durch

die Schläfe geschossen zu werden, er habe keine Lungen mehr, sie seien durch die
Tuberkelbacillen kaput gegangen. Sagte plötzlich spontan: „Als ich die Augen
meiner Frau schloß, spürte ich plötzlich einen Schmerz im Magen," darauf scheinbar gesperrt; war nie psychisch zu fixieren. In der 3. Nacht schwerste psychomotorische Erregung, 3 Wärter rangen mit ihm, der gerufene Arzt fand ihn in
wahnsinniger Angst. Mit Grauen und Entsetzen im Gesicht klammerte er sich
verzweifelt am Arzt fest und stammelte erst nach langem Fragen mit stierem,
fast visionärem Blick etwas von Angst vor dem Tode, von Ewigkeit und nicht
bereit sein. Morphium-Scopolamin brachte nur vorübergehend Beruhigung. Am
folgenden Tag überfiel er den eintretenden Arzt, konnte nur durch 3 Wärter
losgerissen werden, drängte sinnlos zur Türe hinaus, kümmerte sich nicht darum,
wen er angriff, sah stier und desorientiert aus, erkannte aber den Arzt als solchen.
Wieder nur vorübergehende Morphium-Scopolamin-Wirkung, danach von neuem
Raufen, Poltern, sinnloses Davondrängen mit halluzinatorischem Blick. Ließ
sich inmitten seines Urins der Länge nach auf den Boden fallen, zeigte bei Versuchen, ihn umzudrehen deutlichen Negativismus, einzelne Muskelpartien rigorös,
machte im ganzen ausgesprochen schizophrenen Eindruck.

Bei der Aufnahme ordentlicher Ernährungszustand, ausgesprochen astheni-
scher Typus, somatisch kein pathologischer Befund. Am 4. Tage nach seiner Aufnahme schon Zeichen von Marasmus, hatte anfangs nur wenig, dann gar nichts
mehr gegessen. Von Anfang an Temperaturen bis 38°, Puls außerordentlich
wechselnd, bis 160. — Am 7. Tag seit der Aufnahme: „Nimmt trotz künstlicher
Ernährung körperlich rapid ab, schon sehr abgemagert, dabei voller Hämatome
zufolge seines Herumwälzens und Schlagens am Boden. Immer noch schwer hallu-
zinatorisches Aussehen, ausgesprochen negativistisch und scheinbar ohne jegliches
Realitätsbewußtsein bei angstvoll erregtem, gesteigertem, uneinfühlbarem Affekt,
macht direkt organischen Eindruck. Wälzt sich weiter in seinem Urin, zerreißt
die Wäsche, legt sich ganz steif auf den Rücken und brüllt bei geradeaus gestreckten
Armen einfach los, in keiner Weise fixierbar." Am 10. Tag: „Zustand verschlechtert
sich zusehends, Augen eingefallen, hektische Fieberkurve, Lungen zufolge des
Negativismus nicht zu untersuchen. Hat vor 2 Tagen einige Worte zu seinem
Bruder gesprochen, den er erkannte, zu uns noch nichts, zittert oft vor lauter
Erregung, hält sich im Bettgurt einigermaßen ruhig, wohl der nachgebenden
Kräfte wegen." Am folgenden Tag war er ruhiger, verweigerte aber immer noch
sehr energisch die Nahrung. Die künstliche Ernährung gestaltete sich jetzt schwieriger, da er infolge Nasenschleimhautverletzung durch den Mund gefüttert werden
mußte und Patient auch wieder erbrach. Körperlich außerordentlich reduziert,
immer Temperatur über 38, bis 38,9°, Puls über 100. Sprache nicht mehr richtig
artikuliert, sah meist angstvoll geradeaus. Akuter Zerfall bei einem ganz organisch
wirkenden Hirnprozeß. Am nächsten und letzten Tag plötzliche Verschlimmerung,
krampfhaftes Atmen, Puls nicht mehr fühlbar, bereits gebrochene Augen, Stimulantien ohne Wirkung, noch einige Minuten Cheyne-Stokes-artiges Atmen. Exitus.
Sektion: Lungenembolie beiderseits nach Thrombose der Vena iliaca externa
dextra, Bronchopneumonie in beiden Unterlappen, akute Milzschwellung in
Stauungsmilz, exzentrische Herzhypertrophie, besonders rechts. — Das makroskopisch unauffällige Gehirn wurde in toto in Formalin eingelegt, Gewicht 1620 g.
Die mikroskopische Durchuntersuchung ergab keine Veränderungen, die für die
Erklärung des klinischen Symptomenkomplexes herangezogen werden könnten.

Zusammenfassung: Der erblich belastete, in seinem Benehmen von
jeher etwas auffallende Gärtner erkrankte in seinem 31. Altersjahre
ziemlich akut an einer sich rasch verschlimmernden Geistesstörung

mit ängstlichem Affekt, Suicidtendenzen und unsinnigen Wahnideen hypochondrischen Inhalts. In der Anstalt ein Gemisch von Steifigkeit und Tragik, rasch sich steigernde schwere psychomotorische Erregung und triebhafte Angst mit halluzinatorischem Blick und rücksichtslosem Davondrängen, Negativismus und Nahrungsverweigerung, machte geradezu organischen Eindruck. Von Anfang an Temperaturen bis 38°, bei sehr wechselndem Puls und körperlich, soweit prüfbar, negativem Befund, trotz künstlicher Ernährung rascher Verfall und Tod 13 Tage nach seiner Aufnahme.

Fall 10. Hd., Friedrich, lediger Postangestellter, geboren 1897, aufgenommen 13. V. 1928, gestorben 31. V. 1928.

Heredität: Unehelich geboren, trotz besonderer Nachfrage von erblicher Belastung nichts zu erfahren.

Vorleben: Nur weniges bekannt. Sein einziger Freund machte einige Angaben: Bei Pflegeeltern aufgewachsen, intelligenter Mensch, studierte viele Sprachen, trieb Bergsport, lebte in jeder Beziehung äußerst mäßig, dem weiblichen Geschlecht gegenüber etwas scheu. Angeblich nie auffällig, hatte aber schon vor Jahren dem Freunde gegenüber geäußert, daß er (Patient) von der Post aus überwacht werde. Aus den Berichten der Postdirektion geht hervor, daß H. zeitweise äußerst verschlossen und unzugänglich war. Einige Male sprach er bei dieser vor und bat um dienstliche Versetzung. Dabei zeigte er sich mißtrauisch, so daß man den Eindruck erhielt, als sei er der Meinung, die Postdirektion sei gegen ihn eingenommen, was um so weniger stimmte, als alle Berichte über ihn aus den verschiedenen Dienststellen günstig lauteten. Vor Jahren bezog er einen harmlosen Vorfall im Postdienst, der mit H. gar nicht in direktem Zusammenhang war, auf sich, mit der Bemerkung: „Das überlebe ich nicht!" — Einige Tage vor seiner Internierung äußerte er seiner Zimmervermieterin gegenüber, die Leute im Quartier seien „gegen ihn", ebenfalls das Postpersonal, man habe ihm vorgehalten, er mache Politik, man habe ihn geneckt wegen einer Abstimmung (was sich objektiv als nicht zu Recht bestehend erwies). Ferner fragte er seinen Zimmervermieter, dem er bisher in seinem Benehmen nie irgendwie aufgefallen war, sondern den Eindruck eines stillen, seriösen Menschen gemacht hatte, ganz unvermittelt, weshalb er ihn denn töten wolle. Angebotenen Tee wies er zurück, es sei Gift darin, so daß der Zimmervermieter aus diesen Bemerkungen und dem veränderten Gesichtsausdruck auf eine plötzlich ausgebrochene Geisteskrankheit schloß. Am Nachmittag desselben Tages hatte er Schalterdienst, er zog noch richtig den Vorhang auf, sagte aber gleichzeitig zu seinem Kollegen: „So, jetzt werde ich verrückt." Im gleichen Moment ging er nach hinten in den Waschraum, wo man ihn bald darauf mit einer Halswunde blutüberströmt fand. Auf Befragen sagte er: „Mit mir ist jetzt Schluß, es wird da etwas gespielt gegen mich." Er habe sich die Schlagader durchschneiden wollen, sein Taschenmesser habe aber zu wenig geschnitten.

Bei der Aufnahme stechender Blick, berichtete von seiner Angst und den vielen Stimmen, die er gehört, die ihm drohten und bange machten und ihm befahlen, sich den Hals abzuschneiden. Meinte, nicht gut gehen zu können, weil seine Organe zusammengeschrumpft seien. Unmittelbar nach der Aufnahme ruhig, blickte paranoid umher und äußerte Verfolgungsideen. Nach einigen Stunden starke Angst, suchte sich an den Wärter anzuklammern, als ob er Schutz vor Verfolgern suchen würde, dabei ständig vollkommen verworren und ängstlich sprechend. In der Folge rasche Steigerung der Angst, floh in eine Ecke des Saales, verbarg

sich das Gesicht und stieß unartikulierte Laute aus. Gleichzeitig immer heftiger
werdende psychomotorische Erregung: abwehrende, zappelige Bewegungen, trieb-
haftes, ängstliches und verworrenes Angreifen von Mitpatienten, von Angst ge-
peinigtes Herumirren. Trotz Beruhigungsmittel (Morphium-Scopolamin), die nur
vorübergehende Wirkung hatten, von Stunde zu Stunde erhöhte Erregung, suchte
in einem unbewachten Augenblick mit dem Kopf gegen die Wand zu rennen, riß
die Verbände weg am Hals, mußte in den Bettgurt gelegt werden. Verweigerte
die Nahrung, war mutistisch, warf sich jaktationsartig hin und her und zitterte
zeitweise am ganzen Körper, mit den Zähnen knirschend. Verfiel körperlich sehr
rasch — bei der Aufnahme somatisch kein pathologischer Befund —, und nachdem
diese ängstliche Erregung unvermindert angedauert hatte, und Temperaturen
bis 40,5° und in wechselnder Stärke auf meningitische Reizung verdächtige Symptome, wie Kernig, Nackenstarre, Hyperästhesie und eingezogener Bauch, aufgetreten waren, erfolgte am 8. Tage nach seiner Aufnahme der Exitus.

Sektionsbefund: Piaödem, Hirnödem. Stauung in den Brust- und Bauch-
organen. Akute Lungenblähung. Hirngewicht fehlt.

Zusammenfassung: Sehr akut ausbrechender und ebenso verlaufender
schwerer Erregungszustand mit außerordentlich starker Angst, brutalen
Selbstmordversuchen, paranoiden Wahnideen, Gehörshalluzinationen
bedrohenden Inhalts, mit bis zu Jaktationen und Zittern am ganzen
Körper gesteigerter psychomotorischer Erregung, Mutismus und
Nahrungsverweigerung bei einem bisher außer vereinzelten sonderbaren
Äußerungen unauffälligen, eher stillen und soliden 31jährigen, ledigen
und erblich nicht sicher belasteten Postangestellten, der am 8. Tage
nach seiner Aufnahme unter Hyperpyrexie und Erscheinungen von
Meningismus ad exitum letalem kam, ohne daß dieser durch den Sektionsbefund erklärt werden konnte.

Fall 11. Schz., Heinrich, lediger Handlanger, geboren 1858, aufgenommen
25. X. 1908, gestorben 3. XI. 1908.

Heredität: 1 Bruder viele Jahre in einer Irrenanstalt (Schizophrenie).

Vorleben: Angeblich immer sehr eigen, guter Schüler, stets solid gelebt, wegen
„Nervenfieber" militärfrei. Von jeher sehr religiös, oft zum Pfarrer gegangen.
Seit einiger Zeit (Genaueres nicht zu erfahren) besonders auffällig, fing zu Hause
Streit an. Beklagte sich, ein Handlanger, der mit ihm arbeitete, habe ihn an-
gesteckt, wahrscheinlich mit Syphilis, nun könne er den Urin nicht mehr lösen,
suchte einen Arzt auf, der nichts fand. Meldete sich hierauf im Kantonsspital und
wollte sich dort aufnehmen lassen (24. X. 1908). Am folgenden Tag suchte er
den Pfarrer auf, wollte sich bei ihm beruhigen, lief aber davon als er etwas warten
mußte, und blieb darauf verschwunden. Gleichen Tags warf er sich plötzlich vor
einen fahrenden Straßenbahnwagen. Mit gebrochenem, rechtem Oberarm zum
nächsten Polizeiposten getragen, tobte er dort stark und wurde deshalb eingewiesen.

Bei der Aufnahme deprimiert, alles sei ihm verleidet, schon längere Zeit sei
es nicht mehr recht in seinem Kopf, habe viel innere Kämpfe gehabt, Stimmen
gehört, die des Guten und die des Bösen und noch andere. Sei heute den ganzen
Tag umhergeirrt, ohne Plan, habe genug vom Leben und deshalb damit fertig
machen wollen. Brachte alles in einem ziemlich gleichgültigen Tone vor ohne
adäquaten Affekt. Am folgenden Tag ruhig im Bett, „studierte" über seine Sünden
nach, die Onanie sei an allem schuld, er habe den Trieb künstlich geweckt. Wurde

nach und nach immer unruhiger, verlangte den Pfarrer zu sprechen. In der Nacht sehr unruhig, bewegte dauernd den gebrochenen Arm, so daß die Crepitation von weitem zu hören war, äußerte dabei keinen Schmerz. Konnte in der Chirurgischen Klinik, wohin er verlegt wurde, nicht gehalten werden, ließ sich kaum untersuchen, zerriß die Verbände, es sei Sünde, ein Fehler, alles müsse weg, mußte wieder in unsere Anstalt zurückverlegt werden. War ganz verwirrt, kein Rapport möglich, verweigerte die Nahrung, abends 39,5° Temperatur. Am folgenden Tag, am 9. nach der Aufnahme, morgens früh Exitus letalis.

Sektionsbefund: Außer der Fraktur Pneumonia incipiens pulmonalis dextri, Leptomeningitis chornica, Ependymitis granulosa ventriculi IV. Hirngewicht ohne Wasser 1460 g.

Der histologische Befund schloß Paralyse aus, war aber sonst so uncharakteristisch, daß er als nicht verwertbar erschien.

Zusammenfassung: Ein mit Schizophrenie belasteter, immer etwas eigener, von jeher sehr religiöser Handlanger, der durch Äußerung speziell sexueller Beziehungswahnideen und durch sein Benehmen überhaupt mehr und mehr aufgefallen war, verschwand im Alter von 50 Jahren plötzlich von zu Hause, um sich nach planlosem Herumirren in selbstmörderischer Absicht vor einen fahrenden Straßenbahnwagen zu werfen. Infolge seines offensichtlich geisteskranken, tobsüchtigen Benehmens wurde er mit gebrochenem rechten Oberarm eingewiesen. In der Anstalt war er abwechselnd ruhig oder motorisch sehr erregt, dabei immer depressiv, klagte sich selbst an, äußerte Lebensüberdruß, verweigerte die Nahrung und war sehr renitent, riß alle Verbände weg. Nachdem sich Temperaturen bis 39,5° eingestellt hatten, erfolgte am 9. Tage nach der Aufnahme der Tod. Die Sektion ergab außer beginnender Pneumonie und chronischer Leptomeningitis nichts von Belang.

Fall 12. Jr., Lydia, verheiratete Hausfrau, geboren 1881, aufgenommen 17. I. 1928, gestorben 25. I. 1928.

Heredität: Mutter wegen eines „Tobsuchtsanfalls" — „ähnlicher Zustand wie bei der Patientin" — einmal 7 Monate in einer Irrenanstalt (näheres nicht eruierbar).

Vorleben: Angeblich früher immer fröhlich, überall gerne gesehen, hatte verschiedene Freundschaften, sehr gute Schülerin, in harmonischem Familienleben aufgewachsen. War 12 Jahre im gleichen Geschäft tätig, galt als sehr zuverlässige und tüchtige Arbeiterin. 1911 Heirat, glückliches Eheleben, keine Kinder. Stets gute Hausfrau. 1922 als Hausbesitzerin Unannehmlichkeiten mit Mietern. Seither oft allein, fing an, sonderbar zu werden: glaubte, die Leute reden über sie Schlechtes. Seit einer Woche vor der Aufnahme erklärte sie, sie höre die Leute auf der Straße durch die Wände sprechen, sie würden genau das sagen, was sie selbst denke. Zudem in der letzten Zeit oft grundlos reizbar. — Am Tage vor der Einweisung war das sonst stets pünktlich bereitete Abendessen bei der Heimkehr des Mannes nicht fertig, Patientin habe wie verträumt dagestanden und auf Anrede hin etwas weitergekocht, sei aber von neuem „wie versunken". Den ganzen Abend apathisch. Blieb am folgenden Tag teilnahmslos im Bett liegen, fing immer lauter zu schreien an und mußte eingewiesen werden.

Bei der Aufnahme orientiert, glänzende Augen, fröhliches Gesicht, begrüßte den Arzt herzlich, im ganzen sehr steif, euphorisch, oft gesperrt, betete mit lispelnder Stimme oder jammerte stereotyp mit gerungenen Händen: „Säg's du, Herr Jesus!" Auf Befragen nur zeitweise Antwort, kein Rapport, war in fortwährender motorischer Erregung, umarmte mit lustigem Gesicht die weinende Schwester. Körperlicher Befund: Adipös, unauffällige, gut reagierende Pupillen, Reflexe vorhanden, patellar gesteigert. Urin und innere Organe o. B.

Auf der Abteilung in den ersten 12 Stunden relativ ruhig, paßte auf, antwortete aber kaum adäquat, schweifte stets ab, stieg aus dem Bett, kniete nieder, betete in kindlicher Art, sentimental. Machte aber bald fürchterlichen Lärm, schrie laut, war in ständiger, großer motorischer Erregung, machte stereotype Bewegungen: Bestreichen ihrer Haare oder des Bettes am Fußende, keinen Augenblick ruhig, ahmte das Miauen einer Katze, das Pfeifen eines Vogels nach, lachte überlaut, unmöglich Kontakt mit ihr zu gewinnen. Blieb in der Folge bis einige Stunden vor Todeseintritt in dieser psychomotorischen Erregung und verweigerte die Nahrungsaufnahme. Am 4. Tage seit der Aufnahme 39,2° Temperatur, in den folgenden Tagen Anstieg bis 41,5°, alle antipyretischen Maßnahmen blieben erfolglos, dabei absolut kein pathologischer Befund, spezialärztliche Untersuchungen durch einen Internisten und einen Gynäkologen blieben ohne Resultat, am 8. Tage Exitus letalis.

Pathologisch-anatomische Diagnose: Akute Stauungsorgane, zahlreiche subcutane Blutungen und Muskelblutungen. Dilatation des linken Ventrikels des Herzens. Gehirngewicht 1500 g. Die histologische Untersuchung ergab ein vollkommen intaktes Gehirn, so daß Temperatursteigerung und das übrige klinische Bild aus dem Gehirnbefund nicht zu erklären sind.

Zusammenfassung: Akut auftretender Erregungs- und Verwirrungszustand bei einer 47jährigen, bis vor 6 Jahren ganz unauffälligen, erblich belasteten, glücklich verheirateten und tüchtigen Hausfrau, die angeblich im Anschluß an einen Ärger wegen Untermietern allmählich etwas sonderbar wurde im paranoiden Sinne. Später plötzliches Versagen bei der gewohnten häuslichen Arbeit, Apathie und unverständliches, lautes Schreien. In der Anstalt steif, euphorisch, gesperrt, ohne Rapport und inadäquates, stereotypes, religiöses Jammern. Andauernde, zeitweise laut lärmende, aber nicht ausgesprochen ängstliche, schwere psychomotorische Erregung, stereotype Handbewegung und Nachahmen von Tierstimmen. Am 8. Tage trotz allen antipyretischen Maßnahmen unter Hyperpyrexie bei spezialärztlich ganz negativem Körperbefund tödlicher Ausgang. Auffallend war das Hirngewicht von 1500 g.

b) *Fälle mit subakutem Verlauf.*

Fall 13. Fk., Pauline, Zugführersfrau, geboren 1872, aufgenommen 25. XI. 1906, gestorben 20. XII. 1906.

Über erbliche Belastung nichts bekannt.

Vorleben: Normalgeburt, ein ordentliches, braves Mädchen, nur immer viel zu still, zeigte nie Freude, mittelmäßige Schülerin, ging nicht viel mit Kameradinnen, viel für sich, „studierte" oft, konnte wegen einer Kleinigkeit tagelang „den Kopf machen". Mit 15 Jahren sehr bleichsüchtig, dann angeblich sehr dick, mit 18 Jahren wieder alles verschwunden. Verheiratete sich trotz Abratens seitens der Eltern mit einem sehr brutalen Menschen, nachdem sie am Tage vor ihrer Verlobung versprochen hatte, jenen Mann abzuweisen. Soll sich in der unglücklichen

Ehe sonderbar benommen haben, nie einen festen Willen gezeigt und sich vom Manne immer wieder überreden lassen haben. 1901 Scheidung, 1 Jahr später 2. Heirat, glückliches Eheleben, soll eine stille und gute Hausfrau gewesen sein. 1904 Influenza, daran anschließend „Rheumatismus", lief von einem Arzt zum anderen, von einem Kurort zum anderen, ohne daß eine Besserung eintrat. Klagte über Schmerzen im Unterleib, glaubte eine Gebärmutterentzündung zu haben. Im September 1906 von einem Arzt ins Bett geschickt, fing sie dort zu „studieren" an, sie werde nicht mehr gesund, ihr sei nicht mehr zu helfen, lieber wolle sie ins Wasser gehen, als ihr Lebtag krank sein, so mache sie die ganze Familie unglücklich, fing an, sich die Haare aus dem Kopf zu reißen. Klagte sich selbst an, sie habe Selbstbefleckung getrieben, sei an allem schuld und nicht mehr wert, auf der Welt zu sein, behauptete auch, Fräulein B. habe sie vergiftet, klagte über Verlust der „ewigen Seligkeit". Konnte in einem Spital nicht gehalten werden, da sie durchbrennen und ins Wasser springen wollte, mußte wegen Selbstgefährlichkeit eingewiesen werden.

Bei der Aufnahme relativ ruhig, kam freiwillig mit dem Mann, meinte, sie wisse schon, es sei alles nicht in Ordnung. Körperlich: Pupillen gleich, prompt reagierend, Patellar- und Oberarmreflexe sehr lebhaft, sonst o. B. An den innern Organen kein wesentlicher Befund, Urin o. B. — Am folgenden Tag sehr ängstlich erregt, ging dauernd aus dem Bett und zog das Hemd aus. Mußte nach einer Abteilung für Unruhige versetzt werden, wo sie ebenfalls mit steifem, ausdruckslosem Gesicht und beiderseits extrem weiten Pupillen herumging, ohne etwas zu sprechen. Blieb in der Folge mehr oder weniger gleich, zog sich immer aus, blieb absolut nicht im Bett, lief ängstlich im Saal herum, hatte stets auffallend weite Pupillen und war stark gesperrt. Wollte immer zu den anderen Patientinnen ins Bett, oder deckte sie ab, knöpfte sich dazu fortwährend den Schlafrock in der Genitalgegend auf. Halluzinierte sichtlich und antwortete den Stimmen mit „Ja". War kaum richtig zu fixieren, machte zwischen den häufigen und sehr starken Sperrungen spontane, abrupte Bemerkungen, wie: „Ich muß nun zuerst dem Geschmack nachgehen", oder wenn es telephonierte: „Das ist der Kuckuck", oder: „Das was Sie schreiben ist alles falsch, weil das Blatt verkehrt ist". Wurde vom 15. Tage weg ruhiger, verweigerte nun aber die Nahrungsaufnahme, blieb mit gespanntem Gesichtsausdruck mutistisch und ruhig im Bett, Pupillen weit, keine deutliche Katalepsie. Mußte 2 Tage später wegen dauernder Nahrungsverweigerung künstlich ernährt werden, war recht schwach und jammerte über Bauchkrämpfe, Abdomen eingezogen, Temperatur normal. Am 25. und letzten Tag Befinden äußerst schlecht, 40° Temperatur, sprach in den letzten Tagen kaum mehr ein Wort, am Abend Exitus.

Sektionsbefund: An den inneren Organen außer beginnender hypostatischer Pneumonie in beiden Unterlappen und leichter Verfettung von Leber und Herz, nichts Auffallendes. Dura gespannt, Hydrops meningeus über dem Scheitelhirn, Pia hyperämisch, über dem Scheitelhirn leicht getrübt. In der weißen Substanz sehr starke Blutpunkte, Gehirn sehr feucht, 1200 g, ohne Wasser. Magen- und Darmschleimhaut blaßrosa bis rot injiziert, zum Teil gallig imbibiert, sonst o. B.

Anatomischer Hirnbefund: Sicher keine Paralyse.

Zusammenfassung: Anschließend an eine Influenza im 32. Altersjahre allmählich zunehmende Wesensveränderung mit depressiven, teils hypochondrischen, teils Versündigungswahnideen sexueller Natur bei einer von jeher zu stillen und zurückgezogenen, erblich nicht belasteten Frau, die erst unglücklich, dann gut verheiratet war. Wegen sich steigernder Selbstgefährlichkeit 2 Jahre später in die Anstalt aufgenommen, war sie da erst ruhig, wurde aber bald ängstlich erregt, halluzinierte, machte unklare erotische Handlungen bei steifer Affektivität und starker Sperrung, die von spontanen, aprupten und bizarren Bemerkungen unterbrochen wurden. Nach 14 Tagen Beruhigung, steifes, katatones Daliegen, verweigerte die Nahrung. Körperlich, außer stets auffallend weiten Pupillen, kein Befund. Schwächte trotz künstlicher Ernährung immer mehr ab und kam am 25. Tage nach der Aufnahme unter stark erhöhten Temperaturen ad exitum. Die Sektion ergab beginnende hypostatische Pneumonie beider Unterlappen, Hyperämie und Ödem der Pia und des Gehirns.

Fall 14. Br., Arnold, lediger Maschinenmeister, geboren 1891, aufgenommen 1. VI. 1918, gestorben 9. VIII. 1918.

Keine erbliche Belastung.

Vorleben: Leicht erregbares, etwas schwer erziehbares Kind, mit seinen Geschwistern nie recht ausgekommen. Fiel mit etwa 8 Jahren aus einer Höhe von etwa 9 m herunter, sei bewußtlos liegen geblieben, Näheres nicht bekannt. Sehr guter Sekundarschüler, später tüchtiger Maschinenmeisterlehrling. In der Kunstgewerbeschule nur zu gewissenhaft, hatte Angst, er könnte alles vergessen, was der Lehrer gesagt habe, mußte einige Wochen vor Schulschluß aussetzen, da er sonst ganz „konfus geworden wäre". Schon als 22jähriger Junge immer mehr für sich, machte allein Bergtouren, ging zwar in den Gesangverein, mied aber sonst das gesellige Leben. Verreiste nach München, kam schon nach 10 Tagen wieder zurück, ohne ersichtlichen Grund. Fühlte sich im Militärdienst unglücklich, „weil er nicht sei wie die anderen", konnte an keiner Unterhaltung teilnehmen. Ging 1915 nach Berlin. Kehrte nach 4 Wochen in einem Angstzustande mitten aus der Arbeit nach Hause zurück, fühlte sich insuffizient, behauptete, die deutschen Lehrjungen leisten mehr wie er, war „in den Nerven drunten", abends jeweils todmüde. Nach dem Militärdienst 1917 ganz apathisch, redete wochenlang nichts, schloß sich ein, sprach später nur mit Flüsterstimme, wurde militärfrei. Hatte in der Folge oft Angstzustände, sprach nur vom Sterben, zeichnete Kreise mit seinem Finger, das sei ein Ebenbild seines Willens, in diesem Kreise habe es Zacken. Hörte eine Stimme, die ihm sagte, er müsse eine frühere Geisteskranke besuchen, ließ diese aus dem Bureau rufen, wurde in einem Raume jener Fabrik katatonisch steif, äußerte Angst vor der Irrenanstalt. War sehr religiös, studierte viel in der Bibel. Erster Selbstmordversuch am 30. V. 1918, der zweite am Einweisungstage, wollte sich mit einem Messer den Hals durchschneiden, das erstemal sprang er aus dem Fenster, zog sich aber nur leichte Verletzungen zu.

Bei der Aufnahme mit geschlossenen Augen, schweißbedeckter Stirne und ungleich weiten Lidspalten auf einer Bahre, gab erst keine Antwort, lispelte nur vor sich hin. Berichtete dann von Stimmen, die ihn plagen, die ihm sagen, er komme in die Hölle. Kümmerte sich nicht um die Umgebung. Patellarsehnenreflexe sehr gesteigert, Pupillen reagierten prompt auf Licht. Hoch und stark gebauter junger Mann, körperlich ohne pathologischen Befund.

Unterm 9. VII. 1918 ist vermerkt: „Muß meistens isoliert gehalten werden, da er plötzlich auf seine Umgebung losstürzt und sehr gewalttätig wird. Hat vor einiger Zeit in einem solchen katatonen Raptus den Patienten W. ins Ohr gebissen. Nimmt die absonderlichsten Stellungen in der Zelle ein, verweilt stundenlang kniend auf einen Punkt feststarrend oder bleibt stundenlang in derselben Stellung stehen, schmiert in den letzten Tagen mit Kot und Urin."

9. VIII. „Die letzten Tage etwas munterer und freier, ließ mit sich reden, es bestand der Plan, ihn aufzunehmen, einzig seine explosionsartigen Anfälle hinderten daran, hat gestern noch einen Wärter angegriffen. Nahrungsaufnahme besser. Heute morgen um 5 Uhr bei der Tour der Nachtwache noch munter, kurz darauf plötzlich gestorben.“

Sektion: Abgemagert. Rechtes Herz etwas schlaff, sonst wie alle anderen inneren Organe ganz o. B. Hirnmasse sehr feucht, nachdem sich ziemlich viel Flüssigkeit entleert hat, 1470 g schwer.

Zusammenfassung: Ein 27jähriger, erblich nicht belasteter Maschinenmeister, der bereits als Kind in seinem Benehmen etwas sonderbar gewesen war und als junger Mann immer mehr für sich allein lebte und in der Folge verschiedentlich in abrupter, unmotivierter Weise seine Stellen wechselte, wurde in seinem Wesen mehr und mehr verändert. Er war apathisch, redete wochenlang nichts und schloß sich ein. Dann stellten sich oft Angstzustände ein, zudem begann die Kranke sonderbare, symbolische Handlungen mit eigenartiger Auslegung derselben. Ferner wurde er immer religiöser, einmal plötzlich kataton steif und mußte schließlich wegen Suicidversuchen interniert werden. In der Anstalt beklagte er sich über Stimmen, kümmerte sich um nichts in seiner Umgebung und bot somatisch keinen krankhaften Befund. In der Folge verhielt er sich entweder stundenlang in bizarren, steif-katatonischen Haltungen oder er stürzte raptusartig auf Mitpatienten los und schmierte mit Kot und Urin. — Rund 3 Monate nach seiner Aufnahme starb er ganz plötzlich, ohne daß bei der Sektion ein wesentlicher Befund erhoben werden konnte, außer einem auffallend schweren (1470 g), sehr feuchten Gehirn.

Fall 15. Hl., Emil, verheirateter Zeichner, geboren 1874, aufgenommen 26. IX. 1912, gestorben 10. I. 1913.

Keine erbliche Belastung bekannt.

Vorleben: Als kleines Kind immer etwas schwächlich, kränklich, während der Schulzeit aber gesund, guter Schüler. Seit 18 Jahren bei der Stadt als Planzeichner tätig. Von jeher etwas eigen: still, verschlossen, nie fröhlich, wurde von seinen Kollegen als Sonderling bezeichnet, sonst bei ihnen beliebt. Erzählte spontan nie etwas, alles mußte aus ihm herausgepreßt werden, gelegentlich absonderliche Ideen, viele Sorgen wegen des Gesundheitszustandes seiner Frau, sorgte gut für die Familie. Vor 3—4 Jahren einmal starker Depressionszustand. Seit 3 Monaten vor der Aufnahme Verschlimmerung des Geisteszustandes, depressives Jammern, sexuell impotent, machte sich darüber Wahnideen, meinte, seine Frau sei verhext. Allmählich Verfolgungsideen, man schaue ihn böse an, die Kollegen sprechen über ihn, Gesichtshalluzinationen: Schatten an der Wand, rief diesen plötzlich zu: „Kommt nur, die ihr mich nehmen wollt!“ Dazu Versagen bei der Arbeit, Suicidideen, unmotiviertes Weglaufen von zu Hause. — Der einweisende Spezialarzt fand ihn äußerst gesperrt, steif im Benehmen, mit Beeinträchtigungsideen und Selbstanklagen, Stimmen und Halluzinationen wurden unglaubwürdig negiert. Wurde mit der Diagnose Schizophrenie eingewiesen.

Bei der Aufnahme ruhig, steifes, düsteres Gesicht, keine Affektäußerungen seiner besorgten Frau gegenüber, schaute ängstlich um sich und antwortete auf alle Fragen stereotyp: „Ich bin halt aufgeregt und kann nicht schlafen.“ Auf der

Abteilung verschlossen, er habe eine Strafe nötig wegen seines Mißtrauens gegenüber seiner Frau, habe geglaubt, sie werde verführt. Die anderen Patienten seien seinetwegen aufgeregt. Während des ersten Monats immer gleich steif, deprimiert, gab kaum Auskunft, äußerte viele Wahnideen und verweigerte allmählich die Nahrung, weil Gift im Kaffee sei. Brachte alles mit derselben, großen Gleichgültigkeit vor. Im ganzen steif, leicht deprimiert, affektiv gleichgültig. In der Folge abwechselnd ruhig, dann wieder in beständiger Bewegung, lief ängstlich im Saal herum und entblößte sich, machte einmal eine Furunkulose durch, mußte zeitweise künstlich ernährt werden und aß dann wieder spontan alles. Nach knapp 2¹/₂ Monaten ein Gewichtsverlust von rund 17 kg. Obschon er in der letzten Zeit vor seinem Tode alles aß, was er bekam, nahm er dennoch stets an Gewicht ab. Zuletzt ständig außer Bett, streifte sein Hemd bis zum Hals hinauf, zog die Arme aus den Ärmeln und wanderte so im Saal herum, wollte auf Anrede scheinbar antworten, sagte aber nichts. Körperlich außer Abmagerung kein wesentlicher Befund. Blutwassermann negativ. In den letzten 2 Tagen ruhig im Bett, erkannte den Besuch seiner Angehörigen, sagte aber nichts, war psychisch etwas freier, gab die Hand, die Gewichtskurve sank um 3 weitere Kilogramm. Nach rund 3¹/₂ Monaten seit der Aufnahme plötzlicher Exitus letalis.

Sektionsbefund: An den inneren Organen außer allgemeiner Atrophie und beginnender Pneumonie im linken Unterlappen nichts Besonderes. Pia der Konvexität leicht getrübt, venös hyperämisch, Windungen plattgedrückt, Ventrikel auffallend eng, Ependym glatt. Weiße Substanz schmutzig-bräunlich. In der Rinde ziemlich zahlreiche aber lauter kleine Blutpunkte. Gehirn von guter Konsistenz, wenn auch nicht steif, Gewicht 1620 g (Leiche klein, stark abgemagert!).

Zusammenfassung: Ein erblich nicht belasteter, von jeher durch Verschlossenheit auffallender, als Sonderling geltender Zeichner, der immer solid gelebt und vor ca. 4 Jahren einen starken Depressionszustand durchgemacht hatte, erkrankte mit 39 Jahren an einem allmählich einsetzenden, sich innerhalb 3 Monaten bis zur Anstaltsbedürftigkeit steigerndern depressiven Erregungszustand mit sexuellen Wahnideen, Gesichtshalluzinationen bedrohenden Inhalts, mit Beeinträchtigungsideen, Selbstanklagen und Suicidideen. In der Anstalt wurden Perioden relativer äußerer Ruhe bei leichter Depression und enormer Steifigkeit mit vielen Versündigungs-, Verfolgungs- und Vergiftungsideen und schizophrenem Beziehungswahn mit allmählicher Nahrungsverweigerung, zeitweise durch ausgesprochen ängstliche, psychomotorische Erregungen abgelöst. Trotz künstlicher Ernährung oder freiwilliger genügender Nahrungsaufnahme rapider, unaufhaltsamer und starker Gewichtsverlust ohne Vorhandensein eines wesentlichen pathologischen Körperbefundes. Nach 3¹/₂ Monaten erfolgte plötzlich der Tod. Die Sektion ergab außer einem geschwellten Gehirn von 1620 g und beginnender Pneumonie links unten nichts von Belang.

Fall 16. Wh., Heinrich, lediger Kupferschmied, geboren 1885, aufgenommen 28. VIII. 1909, gestorben 5. X. 1909.

Heredität: Eine Nichte väterlicherseits an Hebephrenie leidend in einer Anstalt.

Vorleben: Als Kind lebhaft, intelligent und fleißig, hatte Freude an gemeinsamem Spiel, pflegte Kameradschaft, offenes, aber immer etwas scheues Wesen. Durch einen Lehrer zum Bildhauerstudium bewogen, arbeitete er 2 Jahre lang mit Erfolg in diesem Berufe, ging dann aber grundlos zum Kupferschmiedberuf zurück. Ungefähr 2 Jahre vor seiner Internierung Kropfoperation. Seither verändertes Wesen: eigen, verschlossen, wortkarg, fing zu „studieren“ an, wurde ein eifriger Kirchengänger und las so viel als möglich im Testament. Allem anderen gegenüber zeigte er sich gleichgültig und blieb still für sich. Soll angeblich Stimmen gehört haben, denen er gehorchte, gab all seinen Verdienst für wohltätige Zwecke weg. Arbeitete bis Ostern 1909, versagte dann im Geschäft immer mehr und wurde am 21. IV. 1909 in einer Privatanstalt interniert, wo er sich negativistisch, stumpf und eigensinnig benahm und stereotyp in bestimmten Figuren herumging, die Nahrung verweigerte und trotz täglich dreimaliger Fütterung stets an Gewicht abnahm. Infolge äußerer Gründe in unsere Anstalt überwiesen (als Katatonie), war er bei der Aufnahme sehr steif, wandte sich ab, gab nur seine Personalien an und wehrte sich gegen jede körperliche Untersuchung, war widerspenstig und etwas unruhig, ängstlich. In den ersten Tagen auf der Abteilung immer außer Bett, mutistisch, ängstlich, verweigerte die Nahrung. Vom 5. Tage weg begann er zu essen, aber zu wenig und unregelmäßig, war im übrigen immer noch unzugänglich, negativistisch, steif, und irrte oft im Hemd im Saal herum, ohne eigentlich psychomotorisch erregt zu sein. Mußte dann wieder künstlich ernährt werden, weil er gar nichts mehr aß und angab, Gottes Stimme sage ihm, er solle nichts essen, sonst ganz verschlossen, aber orientiert. Verharrte in der Folge in seinem Mutismus, Negativismus und bei seiner Nahrungsverweigerung, magerte trotz künstlicher Ernährung immer mehr ab, wurde am Vorabend seines Todes benommen und kam rund $5^1/_2$ Monate nach seiner 1. Internierung ad exitum letalem. Wurde als katatonischer Tod aufgefaßt.

Sektionsbefund: Stark abgemagert, beginnende Pneumonie des rechten Unterlappens, allgemeine Stauung. Piagefäße violett injiziert, Pia nicht verdickt, Gehirnmasse matsch, feucht, Gehirngewicht 1380 g.

Zusammenfassung: Im Anschluß an eine Kropfoperation vor 2 Jahren allmähliche Wesensveränderung bei einem 22 jährigen, erblich belasteten intelligenten, früher unauffälligen aber stets etwas scheuen Kupferschmied, der sich mehr und mehr zurückzog, verschlossen und wortkarg wurde, dabei immer religiöser und allem anderen gegenüber gleichgültiger, bis schließlich Anstaltsversorgung nötig wurde, wo er negativistisch und eigensinnig war, stereotyp in bestimmten Figuren herumging, ohne eigentlich motorisch erregt zu sein. In unsere Klinik überführt, benahm er sich hier sehr widerspenstig, abweisend und negativistisch, verweigerte, seinen Stimmen gehorchend, die Nahrung und kam trotz künstlicher Ernährung und trotz fehlender psychomotorischer Erregung körperlich immer mehr herunter. War dauernd mutistisch bei steifer, ängstlicher Affektivität und vorhandener Orientierung. Rund $5^1/_2$ Monate nach seiner Internierung Exitus letalis. Bei der Sektion fand sich außer allgemeiner Gefäßstauung, beginnender Pneumonie im rechten Unterlappen und einem Hirngewicht von 1380 g nichts von Belang.

Fall 17. Schg., Johann, verheirateter Schlosser, geboren 1878, aufgenommen 17. IV. 1915, gestorben 23. VII. 1915.

Heredität: Vater wegen manisch-depressivem Irreseins verschiedentlich in unserer Anstalt, trank in den manischen Phasen. Ein Halbbruder mütterlicherseits soll geisteskrank sein.

Vorleben: Soll an englischer Krankheit gelitten haben, kam in der Schule nur langsam vorwärts, war gesellschaftlich veranlagt, hatte viele Freunde, war nicht unbeliebt. Arbeitete sich später bis zum Monteur hinauf, war fleißig und bei seinen Prinzipalen angesehen. Nach mehreren Liebschaften Heirat mit 23 Jahren. Fröhlicher und gemütlicher, in keiner Weise auffälliger Ehemann, lange Jahre Abstinent, infolge des abschreckenden Beispiels seines Vaters. Mitte Januar 1915 heftige „Influenza", Mattigkeit, Kopfschmerzen, hohes Fieber. Während der Krankheit etwas bedrückt, „wenn ich nur wieder Arbeit bekomme, wenn ich wieder hergestellt bin," jedoch für Aufmunterung zugänglich. Stand nach 2 Wochen wieder auf, der Arzt erlaubte ihm aber noch nicht zu arbeiten. Es fiel dann der Rededrang des sonst ruhigen Mannes auf, er hielt vor den Hausbewohnern einen Vortrag über die Wasserkräfte der Schweiz. Die Rede sei wohlgeordnet und sinnvoll gewesen, wie ein gut vorbereiteter Vortrag. Später aber erregte er in einer Wirtschaft durch verworrenes Sprechen Aufsehen. Zu Hause war er gedrückt und klagte seiner Frau, er sei in der Wirtschaft ausgelacht worden. Fuhr in der folgenden Nacht um 2 Uhr jäh aus dem Schlafe auf, behauptete, er dürfe nicht mehr schlafen, er müsse Frieden machen, tobte und sprach unaufhörlich vom Krieg und Frieden. Redete ganz zusammenhanglos und wurde so laut, daß alle Hausbewohner geweckt wurden. Der gerufene Arzt konstatierte „akuten Irrsinn" und wies den Patienten in eine Anstalt ein. Dort bot er anfänglich das Bild einer maniakalischen Exaltation, Euphorie, Rededrang, Ideenflucht. Nach einer kurzen Beruhigung folgte ein schwerer Erregungszustand mit deutlich katatonischen Symptomen, Stereotypien, Inkohärenz, Vorbeireden usw. Körperlich o. B. Von dort wurde uns der Patient mit der Diagnose Katatonie zugewiesen.

Bei der Aufnahme war er motorisch und sprachlich sehr aufgeregt, er produzierte einen äußerst dissoziierten Wortsalat: er sei Napoleon, der Arzt sei seine Frau, er sei Jesus, der Arzt sei die Frau Jesus, der Wärter sei seine Tochter, er habe sie auf französische Art erhalten, lacht dazu erotisch. Pupillen reagieren, Reflexe lebhaft. Zeigte in der Folge vollständig dissoziierten Gedankengang. Dabei war er auch ideenflüchtig, zeigte keine Affektmodulation, hatte eine steifforcierte Sprache. War orientiert, soweit ersichtlich Gedächtnis normal. In der ersten Anstalt Wahnideen, glaubte, er sei zum Friedensapostel auserkoren, er müsse den großen Krieg beendigen. Saß bei einer klinischen Vorstellung steif da, blickte blöd im Saal herum, er heiße Johannes der Täufer. (Sind Sie schon lang da?). Calanda. (Wo sind wir?) Das ist Petersburg (Fistelstimme und Mimik verrieten, daß er selbst nicht dran glaubte). (Wo sind wir?) Reims (nein, wo?), in Zürich. — Zeichen von Negativismus, schwächlich intonierte Sprache, daneben Maniriertheit. War in der Folge immer gleich dissoziiert und etwas manisch, dann wieder sehr aufgeregt. Wurde kachektisch, das Plus an Nahrung, das man ihm gab, wurde einfach nicht resorbiert. Schließlich wurde er benommen und starb rund 3 Monate nach seiner Aufnahme und etwa 7 Monate nach Auftreten der ersten Symptome von Geistesstörung.

Sektion: Sehr abgemagert, allgemeine Atrophie, innere Organe o. B., außer der linken Niere, die in einen zwetschgengroßen Körper zusammengeschrumpft war. Pia etwas derb, Hirnsubstanz o. B., ziemlich viele Blutpunkte, Gehirngewicht ohne Dura und Liquor 1200 g.

Zusammenfassung: 37jähr. Schlosser, erblich belastet, früher unauffälliger lebensfroher Mann, erkrankte im Anschluß an eine heftige „Influenza" an einem nach und nach einsetzenden schweren manischen Erregungszustand, dem sich in der Folge deutlich katatone Symptome beimischten. Der Patient wurde dann in seinem Benehmen immer ausgesprochener schizophren, war in seinen sprachlichen Äußerungen vollständig dissoziiert, in seinem Affekt steif, blöd. Zeitweise stellte sich starke Erregung ein, die immer mehr einen manischen Charakter hatte. Der Kranke kam rasch herunter, wurde kachektisch trotz Nahrungszulage. Rund 3 Monate nach seiner Aufnahme erfolgte der Tod. Bei der Sektion fand sich außer allgemeiner Atrophie nichts, was den Tod erklärte.

Bei den Fällen 9, 11, 12 und 16 ist die zum Teil starke schizophrene Belastung zu beachten. Bei 9, 11, 13 und 15 handelte es sich um mehr oder weniger vor der Erkrankung schizoide Menschen, die in ihrem Benehmen von jeher auffielen, sei es durch ein irgendwie „eigenes", besonders stilles, zurückgezogenes und verschlossenes Wesen (9, 11, 13, 15) oder durch häufigen abrupten, äußerlich unbegründeten Stellenwechsel (9, 10 und 14). In den Fällen 10, 12, 15 und 16 wird von einer schon seit Jahren allmählich einsetzenden allgemeinen Wesensveränderung berichtet im Sinne auffallender Verschlossenheit und Zurückgezogenheit mit „Studieren", oder aber die Kranken fingen an paranoid zu werden und allerhand für Schizophrenie direkt pathognomische Beziehungsideen zu äußern. Bei 12 hört die Patientin die Leute auf der Straße durch die Wände sprechen, „sie sagen immer gerade das, was sie selbst denkt", und im Falle 10 war der Kranke überzeugt, daß sowohl die Postdirektion als auch seine Kollegen „gegen ihn seien". Klinisch mehr oder weniger charakteristische, weil bei Besonnenheit konstatierte und deshalb verwertbare Symptome boten die Fälle 13 (ausgesprochene Sperrungen, abrupte, sinnlose Bemerkungen), 14 (Wechsel zwischen typischen Haltungsstereotypien und plötzlichen katatonen, raptusartigen Ausbrüchen), 15 (Körperhalluzinationen) und 16, der Bewegungsstereotypien, Negativismus usw. zeigte. Interessant ist Fall 17. Für Schizophrenie sprechen weder die erbliche Belastung noch das Vorleben des Patienten. Die im Anschluß an eine heftige „Influenza" ausbrechende Psychose aber bot in der Folge immer mehr und mehr ein typisches schizophrenes Bild: die Stereotypien, das Vorbeireden, der äußerst dissoziierte Wortsalat, die Maniriertheit usw., und das alles während Monaten bei fehlender Bewußtseinstrübung. Bemerkenswert ist auch in diesem Falle das manische Zustandsbild (bei manisch-depressivem Vater) in Verbindung mit der relativ langen Dauer der Psychose, ferner die ausgesprochene Assimilationsstörung, so daß trotz reichlicher Nahrungsaufnahme ein rapider körperlicher Zerfall eintrat.

Im Falle 15 war der Blut-Wassermann negativ, eine Paralyse somit sehr unwahrscheinlich, bei 11 wurde diese durch die histologische Untersuchung ausgeschlossen, eine Encephalitis epidemica kommt zeitlich wohl nicht in Frage. In allen Fällen dieser Gruppe ist die

Diagnose einer Schizophrenie mit an Sicherheit grenzender Wahrscheinlichkeit zu stellen.

Bei 9 und 10 sind besonders zu erwähnen die wilde, unheimlich überwältigende Angst, das ganz sinnlose, direkt triebhafte Davonstürmen und die blindgeführten Angriffe, dann das Sich-Hinfallenlassen, das Sich-am-Boden-Herumwälzen und das Um-sich-Schlagen, das Zittern am ganzen Körper, die Jaktationen und das Zähneknirschen, ferner die zeitweise totale Starre und das Losbrüllen. Unter einem ähnlichen Erscheinungskomplex kam der Fall 11 zur Beobachtung, nur war das klinische Bild im ganzen blander. Bei 13, 15 und 16 trat nur periodenweise eine ängstliche Erregung auf, am wenigsten bei 16. Um so auffallender ist gerade hier die zunehmende rapide Gewichtsabnahme, trotz reichlicher künstlicher Ernährung und zuletzt wieder genügender freiwilliger Nahrungsaufnahme.

Eine gewisse Ausnahmestellung nimmt der Fall 12 ein. Hier bestand keine vorherrschende Stimmungslage, besonders bemerkenswert sind aber hier einerseits die fortwährende choreiforme Hyperkinese und andererseits die allen antipyretischen Maßnahmen trotzende Hyperpyrexie. Sehr hohe, wohl sicher cerebral bedingte Temperatursteigerungen wurden speziell auch bei 10 und 13 konstatiert, im letzteren Falle erst im akinetischen, ruhigen Stadium. Diese Patientin hatte auch lange Zeit auffallend weite Pupillen, während sich bei 10 sub finem in wechselnder Stärke meningeale Reizerscheinungen einstellten.

Besonders erwähnt seien hier noch die vielen Suffusionen und Hämatome, die sich nicht nur durch Anschlagen, sondern durch bloßes Reiben im Bettgurt besonders bei 9 und 12 zeigten, sowie das merkwürdig vertrocknete Aussehen, die fuliginösen Lippen und die trockene Zunge, wie sie bei verschiedenen Kranken beobachtet wurden.

Hervorzuheben ist bei 9 der pathologisch-anatomische Befund: die Lungenembolie nach Thrombose der Vena iliaca, die exzentrische Hypertrophie und das 1620 g schwere Gehirn mit mikroskopisch ganz negativem Befund. Ebenso erwies sich bei 12 das 1500 g wiegende Gehirn bei der histologischen Untersuchung als vollkommen intakt. Im Falle 11 fand sich eine chronische Leptomeningitis, bei 13 bestand ein Hydrops meningeus über dem Scheitelhirn, in der weißen Hirnsubstanz zeigten sich sehr starke Blutpunkte. Bei der kleinen, sehr abgemagerten Leiche im Falle 15 wog das in seinen Windungen plattgedrückte Gehirn 1620 g.

3. Fälle von histologisch sicher gestellter, katatoniformer Encephalitis epidemica.

Die beiden folgenden Beobachtungen beanspruchen insofern besonderes Interesse, als sie klinisch unter einem katatoniformen Zustandsbild erschienen und als Katatonien diagnostiziert worden waren. Bei beiden Fällen sind in der Krankengeschichte keine neurologischen Symptome notiert.

Fall 18. Zr., Karl, lediger Lehrer, geboren 1874, aufgenommen 5. I. 1923, gestorben 28. I. 1923.

Der Vater, angeblich ein talentvoller, unsteter Mann, wanderte aus, ebenso ein Bruder des Patienten. Eine Tante väterlicherseits taubstumm.

Vorleben: Verlor die Eltern sehr früh, in einem Waisenhaus aufgewachsen, soll darunter gelitten haben. Im Seminar zurückgezogen, gewissenhaft, solid, nicht sehr begabt, vor allem für Naturwissenschaften Interesse; nie für Religion. Im Verkehr immer etwas absonderlich, stets sehr zurückgezogen, still für sich, gab immer nur kurze Antworten, wollte sich niemandem anschließen, einsamer Ausflügler, Botaniker, hatte Aquarien und züchtete Fische. Galt als tüchtiger Lehrer, bei den Kollegen beliebt, zwar als homosexuell bekannt, wurde deshalb schon gewarnt, wenn er etwa „einen großen, festen Buben einzuziehen versuchte". Während des Krieges manchmal übertrieben fröhlich, ebenso vor einer Reise nach Lugano im Frühjahr 1922, von der er dann ganz verändert, unruhig, in sich gekehrt, gedrückt zurückkehrte, wurde knauserig, klagte über die vielen Steuern. Soll schon vor 18 Jahren zu einer Bekannten gesagt haben, er werde noch einmal blöd. Seit etwa 3 Monaten vor der Aufnahme sehr gedrückt, aß fast nichts mehr, auch keine Lieblingsgerichte. Bei dieser Verschlechterung war entschieden noch eine psychogene Komponente mitwirkend. Die Polizei war gerade in jenen Wochen vorher auf die Spur gekommen, daß der Patient in seiner Wohnung seit Jahren frühere Schüler seiner Klasse im Alter zwischen 16 und 20 Jahren empfing, sie bewirtete und homosexuelle Handlungen (mutuelle Onanie) vornahm. Er wußte, daß ihm deshalb eine Strafuntersuchung bevorstand. Stürzte am Morgen des Einweisungstages in der Schule erregt und angstvoll auf einen Kollegen zu mit den Worten, die ganze Welt gehe seinetwegen unter, sprach immer von etwas Fürchterlichem, das vorgekommen sei, bat den Kollegen mit ihm in die Irrenanstalt zu gehen, wollte zu keinem Arzt, nahm von den Schulkindern Abschied, sagte, er sei krank, wollte zu predigen anfangen, mußte weggerissen werden. Auf dem Wege zur Irrenanstalt erzählte er seinem Begleiter, er sei in der letzten Nacht im Wald herumgeirrt, habe sich das Leben nehmen wollen.

Bei der Aufnahme in ablehnender Haltung, wortlos, mit finsterem Blick, faltete etwas theatralisch die Hände, fing zu jammern an, was er angestellt habe, alle Menschen würden untergehen. Mittelgroßer, gut gebauter Mann, körperlicher Status o. B. Blutwassermann negativ. Jammerte während der beiden ersten Tage in obigem Sinne still vor sich hin und schrieb folgendes in seinem Lebenslauf: „. . . In letzter Zeit mehrten sich die Sturmzeichen gegen mich, wo ich hinkam, höhnisches Lächeln und Flüstern, furchtbare Herzqualen! Mein Fall wird überall ungeheures Aufsehen erregen, ich verdiene nicht mehr weiter zu leben." Befand sich dann etwas besser und kam mit theatralischen Gebärden zur Untersuchung: „O Jesus, o Jesus, was ich angestellt habe, es geht ja alles aus Rand und Band." Wand sich auf dem Sofa, hielt die Hand vor die Stirn, machte ein finsteres Gesicht, gab keine direkte Antwort, stöhnte nur immer, es sei gräßlich. Wurde nach und nach etwas gesprächiger, berichtete von seinen sexuellen Schwierigkeiten, Onanie, Homosexualität, unter dem allem er gelitten, „Kinder habe ich gerne, bin ja noch selbst ein Kind, denn durch diese Anlage bin ich gespalten." Für ihn sei alles ein Ausdruck der Sexualität, sein ganzer Körper stehe in ihrem Dienste, beschrieb mit Gebärden, wie selbst die Pflanzen und Tiere ihn anlocken, „wenn eine Pflanze noch so selten ist, zieht sie mich an, ich spüre das, als ob wir dasselbe Protoplasma hätten, wie dies Einstein behauptet". Er habe beobachtet, daß die Sexualität belebend auf die geistige Tätigkeit wirke. Letzten Frühling sei er sexuell sehr stark erregt gewesen, gleichzeitig geistig so angeregt und in gehobener Stimmung, daß es allgemein aufgefallen sei. Im Herbst habe dieser Schwung nachgelassen, er sei deprimiert geworden, habe sich das Leben nehmen wollen, seit er nun in der Anstalt sei, habe er keine Suicidgedanken mehr. Konnte in der Folge in einem Saal für Ruhige gehalten werden, zum leben habe er noch keine Lust, wolle sich erst noch etwas ausruhen, nachts hier und da etwas unruhig. Untersuchung am 6. Tag nach der Aufnahme: „Etwas weichlicher, homosexueller Psychopath, der teils psychogen, teils endogen in einen Depressionszustand hineingekommen ist, zur Zeit nichts Schizophrenes zu sehen." — 4 Tage später: Versuchte plötzlich aus dem Bett zu springen und mit dem Kopf gegen die Bettstatt zu stoßen, kriegte Morphium-Scopolamin, gab keine Auskunft, klagte laut, die Welt gehe unter. In der 4. darauffolgenden Nacht berichtete die Nachtwache: „Zr. sprang um 12 Uhr plötzlich aus dem Bett zu H. M. hin, wollte diesen erwürgen. Mußte beide auf den Boden reißen, wo es mir mit Mühe gelang, die Hände des Zr. vom Halse H. M.s zu entfernen. Zr. zerriß dann noch das Hemd von H., der einige Hautwunden am Halse hatte. Nachdem war Zr. noch so erregt bis 1 Uhr, daß man nie wußte, wann er wieder einen Angriff mache, schlief dann wieder von $^1/_2$3 Uhr an bis zum Morgen." 3 Tage später: Wurde immer aufgeregter, gab bei der Visite kaum mehr Auskunft, zitterte oft am ganzen Körper, ballte die Fäuste, wälzte sich im Bett herum, auch nachts aufgeregt, warf sich hin und her, meist schlaflos, durchnäßte beide Matratzen. Nach 2 weiteren Tagen: Benahm sich bei der Visite immer auffallend schizophren, er brauche nichts zu sagen, man wisse ja schon alles, was er denke, die Leute um ihn herum seien seinetwegen hier, das sei so schrecklich, er könne es nicht sagen. Mußte wegen zunehmender Unruhe verlegt werden, machte körperlich einen sehr verfallenen Eindruck, hatte einige Tage nicht gegessen, Puls schlecht, machte vor allem einen ängstlichen Eindruck. Trotz Stimulantien Herztätigkeit immer schlechter. Am 13. Tage seit Ausbruch der eigentlichen, schweren Erregung Exitus.

Sektionsbefund: Atrophie der inneren Organe bei sehr starkem Panniculus, Hyperämie der Piavenen, sehr steifes Gehirn (1370 g) mit auffallend vielen Blutpunkten in der weißen Substanz, Hirnstamm o. B. — Histologischer Hirnbefund: Besonders in den Stammganglien oberhalb der Pons perivasculäre Infiltrate, die aus Lymphocyten und hauptsächlich aus multinucleären Leukocyten bestehen. Die Infiltrate liegen zum Teil auch in der Gefäßwand und sind mäßig stark ausgebildet. In der Substantia Sömmering sind fast keine Infiltrate vorhanden. In den Ganglienzellen liegt reichlich feinkörniges Pigment. Die Glia ist mittelzellreich und zeigt keine Vermehrung der Fasern. Die weichen Hirnhäute und der Plexus chorioideus sind zart und zeigen keine Infiltration. Anatomische Diagnose: Encephalitis epidemica (Prof. *Hedinger*).

Zusammenfassung: Lediger, erblich leicht belasteter 49 jähr. Mann, der von jeher durch seine Zurückgezogenheit und Einspännigkeit auffiel, daneben als tüchtiger Lehrer galt und schon früh unter seiner homosexuellen Veranlagung zu leiden hatte. Nachdem er bereits während der Kriegsjahre entweder übertrieben fröhlich oder aber deprimiert gewesen war, stellte sich ca. 3 Monate vor seiner Internierung eine zunehmende, zum Teil psychogen bedingte Depression mit ängstlicher Erregung und Weltuntergangsideen ein. In der Anstalt bot er erst das Bild eines weichlichen Psychopathen mit endogener Depression, in der Folge aber ein immer deutlicher schizophrenes Benehmen. Neben raptusartigen Selbstbeschädigungsversuchen und brutalen Angriffen auf Mitpatienten stellte sich eine zunehmende allgemeine Erregung mit Zittern am ganzen Leib ein. Ferner verweigerte der Patient jede Auskunft, man wisse ja schon alles von ihm, auch äußerte er schizophrene Eigenbeziehungen. Der Kranke verfiel nun körperlich sehr rasch und kam am 13. Tage nach Ausbruch der schweren Erregung ad exitum letalem. Die Sektion ergab makroskopisch ein sehr steifes, hyperämisches Gehirn und mikroskopisch eine einwandfreie Encephalitis epidemica.

Fall 19. Di., Ernesto, verheirateter Weber, geboren 1883, aufgenommen 16. II. 1923, gestorben 28. II. 1923.

Heredität: 1 Bruder trank, starb wahrscheinlich im Del. trem.

Vorleben: Wenig bekannt, soll angeblich bis 14 Tage vor seiner Aufnahme geistig gesund gewesen sein. Behauptete dann, seine Nerven seien krank, klagte über Schwäche im linken Arm und suchte einen Arzt auf, der das Ganze als apoplektischen Insult deutete. Benahm sich am Tage der Einweisung bei dem ihn behandelnden Arzt sehr auffällig: starke Aufregung, schrie, sprang vom Lager, strampelte mit Händen und Füßen und brüllte „fuori, fuori", sagte selbst, seine Nerven seien krank, daß er sich so benehme. Patient wurde vom Arzt als Hysterie eingewiesen.

Bei der Aufnahme steifer Gesichtsausdruck, stieß und strampelte weiter mit Händen und Füßen und schrie wie oben angegeben, lächelte dann wieder ruhig, gab keine Auskunft und begann von neuem sein Faxenspiel oder stellte sich völlig steif hin.

Auf der Abteilung ließ er sich nur sehr mangelhaft körperlich untersuchen, fixierte nicht, öffnete den Mund nicht usw. Machte weiter in seinen Faxen, unbekümmert um seine Umgebung, stellte sich in Gegenwart einer Ärztin ruhig hin, um zu onanieren, schrie und johlte, äußerte zu den Wärtern, er wisse schon, daß er wie verrückt tue, das sei aber eben seine Krankheit. Mußte am 4. Tage wegen gänzlicher Nahrungsverweigerung (auch keine Flüssigkeit zu sich genommen) künstlich ernährt werden, bekam Morphium-Scopolamin und Somnifen, schlief aber trotzdem oft schlecht, ging wie ein Betrunkener im Saal herum. Am 9. Tage nach der Aufnahme auffallend trockener Mund und schlechter Puls. Der Gesamtzustand ließ an nahen Exitus denken. Der Kranke hatte über 38° Temperatur, lag still im Bett, sprach leise vor sich hin „Mussolini, Dominioni", erkannte den ihn besuchenden Bruder, verstand ihn anscheinend, sprach aber selbst nur einige Worte, verlangte nach Wasser, trank die Fütterung nun selbst. Am 12. Tage Tod, nachdem rechts Andeutung von positivem Babinski aufgetreten war.

Sektionsbefund: An den inneren Organen außer Bronchitis mucopurulenta kein pathologischer Befund. Dura o. B. Pia an der Konvexität etwas verdickt, grauweiß, von mittlerem Blutgehalt. Hirnsubstanz 1500 g schwer, gut durchfeuchtet, mit einer mittleren Zahl kleiner Blutpunkte, Hydrocephalus chronicus internus et externus, geringgradige Ependymsklerose.

Histologischer Gehirnbefund: „Im Bereich der Stammganglien, besonders ausgesprochen in der Substantia nigra Sömmering und oberhalb des Pons perivasculäre Infiltrate, die zum Teil ziemlich breit sind. Die Infiltrate liegen zum Teil in der Gefäßwand, zum Teil um die Gefäße herum und bestehen vorwiegend aus Lymphocyten und Plasmazellen und nur aus ganz vereinzelten multinucleären Leukocyten.

Auch weiter von den Gefäßen weg findet man einzelne Plasmazellen in der Hirnsubstanz. Die Ganglienzellen der Substantia nigra enthalten ziemlich reichlich körniges, braunes Pigment. Die weichen Hirnhäute sind zart und ohne Infiltration, für Paralyse finden sich keine Anhaltspunkte." — Pathologisch-anatomische Diagnose: Encephalitis epidemica (Prof. *Hedinger*).

Zusammenfassung: Ein 40jähriger, früher angeblich immer gesund gewesener und nur leicht belasteter Weber erkrankte ziemlich akut unter starker motorischer Aufregung, Schreien und Faxenspiel. In der Folge wurde beim Kranken völlige Steifheit durch lebhaftes Strampeln mit den Extremitäten, Faxenspiel und Schreien abgelöst, dabei benahm er sich sexuell recht hemmungslos und zeigte fortwährend eine gute Krankheitseinsicht. Er verweigerte die Nahrung, hatte Temperaturen bis über 38°, ließ sich nur mangelhaft untersuchen, verfiel zusehends und starb am 12. Tage nach seiner Aufnahme. Die Sektion ergab makroskopisch außer einem Gehirngewicht von 1500 g keinen wesentlichen Befund, mikroskopisch das typische Bild der Encephalitis epidemica.

Im Falle 18 sind einige Punkte besonders bemerkenswert: einmal das ausgesprochen schizoide Vorleben des Patienten, dessen Vater und Bruder übrigens ebenfalls etwas schizoid veranlagt gewesen sein dürften, dann die Stimmungsschwankungen, die sich schon rund ein Jahr vor der schweren Erkrankung eingestellt hatten. Ferner sei auf die plötzliche Angst, die unsinnigen Weltuntergangsideen, das unbestimmte Gefühl, es sei etwas Fürchterliches passiert, sowie auf die Krankheitseinsicht und die Suicidabsichten des Patienten hingewiesen. Interessant sind ferner die beiden Krankheitsphasen. Während sich der Patient im ersten Stadium in theatralischen Gebärden gab, sich auf dem Sofa wand, wegen dem bevorstehenden Weltuntergang jammerte, im ganzen aber mehr als weichlicher Psychopath erschien und im übrigen ruhig war, begann nun in der zweiten Phase eine starke Aufregung mit plötzlichen brutalen Suicidversuchen und Angriffen auf Mitpatienten, mit Zittern am ganzen Körper, schlaflosem Sich-Hinundherwälzen und Fäusteballen. Dabei wurde der Kranke in seinem Benehmen immer schizophrener, man wisse von ihm alles, was er denke, die anderen Patienten seien seinetwegen hier usw., im übrigen hielt er an seinen unsinnigen Weltuntergangsideen und an dem unsagbar Schrecklichen, das passiert sei, fest. Unter raschem körperlichem Zerfall und unter Zeichen von Herzschwäche erfolgte 12 Tage nach Ausbruch des zweiten schweren Stadiums der Tod. Erwähnt sei noch das sehr steife, 1370 g schwere Gehirn mit auffallend vielen Blutpunkten.

Bei der zweiten Beobachtung sind vor allem auffallend der rasche Wechsel zwischen starker Aufregung mit Strampeln, Fortdrängen und

Losbrüllen einerseits und ruhigen Zwischenzeiten mit stillem Lächeln andererseits, sowie das plötzliche Umschlagen des lebhaften Faxenspieles in völlige Steifheit. Ferner ist bemerkenswert die eigentümliche Krankheitseinsicht des Patienten, er wisse schon, wie er verrückt tue, das sei aber eben seine Krankheit. Betont sei außerdem seine hemmungs- und schamlose Sexualbetätigung. Im ganzen war die Symptomatologie dieses Falles blander wie beim vorhergehenden. Aber auch hier stellte sich ein rascher körperlicher Zerfall ein, besonders wird der auffallend trockene Mund erwähnt.

4. Fälle wahrscheinlicher Encephalitis epidemica.

Bei der Sichtung unseres Materials fanden sich aus den Jahren 1918 bis 1924 einige Krankengeschichten, die mehr oder weniger bestimmt vermuten lassen, daß es sich bei diesen Fällen auch um Encephalitis epidemica gehandelt haben könnte. Es sind nicht einfach Beobachtungen mit unklaren katatoniformen Zustandsbildern, sondern diese Patienten boten zum Teil eine sehr ähnliche Symptomatologie, wie sie bei den Kranken der vorhergehenden Gruppe geschildert wurde, wo die Encephalitis durch die histologische Untersuchung festgestellt werden konnte. Leider fehlt diese in den folgenden Fällen, so daß die Diagnose eine bloße Vermutung bleiben muß. Trotzdem beanspruchen sie ein gewisses Interesse.

Fall 20. Mr., Oskar, lediger Kaufmann, geboren 1900, aufgenommen 22. IV. 1920, gestorben 24. V. 1920.

Heredität: Keine Belastung bekannt.

Vorleben: Normale Entwicklung, sehr lebhaft und gutmütig, einer der besten Schüler. Kaufmännische Lehre. Seit Januar 1920 in Trient. Soll in der ersten Hälfte Februar 1920 dadurch aufgefallen sein, daß er oft tagsüber einschlief, z. B. beim Essen, auch im Büro. Ende Februar ließ er angeblich plötzlich den Kopf hängen, habe auf einem Spaziergang nicht mehr weiter gehen können, wurde in ein Spital gebracht, wo er angeblich kein Fieber hatte und die Diagnosen Meningitis oder Schlafkrankheit wieder fallen gelassen wurden. Nach 14 Tagen vom Vater nach Hause geholt. Über die folgende Zeit schrieb der Hausarzt: „ . . . es lassen sich 2 Perioden unterscheiden: in der 1. Periode bot er das typische Bild des Schlafkranken dar: er hatte ausgesprochen halbseitige Facialisparese, ebenso doppelseitige Ptosis, Reflexe enorm gesteigert: leichter Schlag auf das Lig. patellae löste heftigen Klonus des ganzen Beines aus. Psychomotorisch ziemlich erregt — zwischenhinein für kurze Zeit schlafend. Unsinnige Wahnideen: ‚ich bin in Trient begraben', nachts ruhig schlafend. Örtlich und zeitlich mangelhaft orientiert. In der 2. Periode seines Hierseins verloren sich die Hirnnervensymptome, ebenso die übermäßig starken Reflexe. Das Denken wurde geordneter. Sein Gebaren erinnerte im Ganzen an Beschäftigungsdelirien. Örtlich und zeitlich besser orientiert. Redet fast immer englisch, gelegentlich auch französisch und italienisch. Spielt Geige und Klavier, komponiert in Noten und zeichnet und hält sich für einen großen Künstler. Im ganzen heitere Stimmung. Der Erregungszustand wird aber allmählich entschieden schlimmer, starke Abmagerung. Nahrungsaufnahme und Schlaf angeblich immer noch genügend."

Der Vater gab noch an, Patient habe jeweils furchtbar aufgeregt Klavier gespielt und zu toben angefangen, wenn man sein Spielen und seine Zeichnungen nicht bewunderte. 1918 Grippe durchgemacht, 3 Wochen im Bett, erholte sich sehr gut.

Bei der Aufnahme: Katatonischer Zustand. Schmächtiger Junge, außerordentlich steif, völlig inadäquat in seinen affektiven Äußerungen, monotone Hastigkeit und Arroganz, posierte, umarmte den Oberwärter, stellte sich als Beethoven vor, apostrophierte die Umgebung, ohne sich mit ihr irgendwie in Rapport zu setzen. Sehr zerfahren und abrupt in seinen sprachlichen Äußerungen, sichtlich orientiert. Körperlicher Status, insbesondere Augen, Reflexe o. B. Auf der Abteilung in dauernder Bewegung, wälzte sich im Bett, machte Faxen, sprach in verschiedenen Sprachen, Hochdeutsch und Dialekt, alles durcheinander, erzählte von seinen Fähigkeiten, aus den Augen den Charakter bestimmen zu können, er spiele Beethoven besser als Busoni, daneben in ganz perfider Weise aggressiv, gestikulierte, grimassierte, posierte, war keinen Augenblick ruhig, bekam für die Nacht meist Schlafmittel. Erzählte vom lieben Gott, den er gesehen habe, gab eine groteske Auslegung des Vaterunser. Resumé einer gemeinsamen Untersuchung: „Maniriertheit bis zu Faxen, Unverständlichkeit der Sprache, beständige Bewegung, sehr wenige adäquate Antworten, Katatonie." In der Nacht 19. bis 20. V. auf Schlafmittel nur kurzer Schlummer, dann sehr unruhig und laut, sprang im Saal herum, lag auf dem Boden, wälzte sich herum, schlug sich mit den Fäusten auf Brust und Bauch. Auf 3 g Chloral wieder kurzer Schlaf und von neuem sehr laut, schrie aus Leibeskräften.

Lag 3 Tage später mit fahlem Gesicht, halbgeöffneten Augen, sehr oberflächlich atmend tief in den Kissen. Puls filiform, kaum fühlbar, 42 pro Minute, reagierte auf Anrufen nicht. Auf Stimulantien usw. leichte Besserung. Fing plötzlich an, sich zu winden, den Mund krampfhaft zu verziehen. Arme, Ellenbogen- und Handgelenke waren spastisch gebeugt und ließen sich nur mit Mühe bewegen, klonische Zuckungen beider Extremitäten, wand' sich zuweilen ganz wie zur Zeit seiner katatonischen Erregung, die Kiefer trismusartig krampfhaft aneinandergeklemmt, zuweilen kurzdauernde, fibrilläre Zuckungen in der Gesichtsmuskulatur. Pulsanstieg bis 130 und Temperatursturz auf 35,2° (axillar wie anal), nachdem die Temperatur vom 22. Tag weg bis auf 38,2° gestiegen war. Exitus letalis am 32. Tag nach der Aufnahme.

Sektionsbefund: Kleine, grazile Leiche. Kleines Herz (180 g), sehr enge Aorta, linker unterer Lungenlappen blutreich, stellenweise verminderter Luftgehalt. Milz o. B. Pia mäßig blutreich, ödematös, leicht getrübt. Über dem Frontalhirn einige stecknadelkopfgroße weiße Knötchen ohne Entzündungsrand, Gehirn matsch, Rinde sehr blaß, feucht, trotzdem ziemlich viel Blutpunkte. Kleinhirn feucht, weiß, sehr matsch, Stammganglien sehr blaß, matsch, sonst o. B. Gehirngewicht 1375 g. Prof. *Busse* vom pathologischen Institut Zürich schrieb: „Die Schnitte aus der Brücke und dem Halsmark enthalten nichts, was für Encephalitis lethargica spricht. Ich möchte deshalb die Encephalitis ausschließen."

Zusammenfassung: Junger 20jähr. Kaufmann, ohne erbliche Belastung, mit anamnestisch belangloser Vorgeschichte, erkrankte im Februar 1920 akut an einer zunächst unklaren Krankheit mit allgemeinen psychischem Versagen und Schlafsucht. Im betreffenden Spital wurden die Vermutungsdiagnosen Meningitis und Encephalitis lethargica speziell wegen fehlender Temperatur wieder aufgegeben (?). 14 Tage später schilderte der Hausarzt vom Patienten ein klinisches Bild, das die

Encephalitis lethargica klinisch so gut wie sicher stellt und das dann von einem manischen, sich steigernden reizbaren Zustande abgelöst wurde, der Anstaltsversorgung erforderte. Bei körperlich normalem Status bot der Kranke nun das Zustandsbild der Katatonie mit anhaltender hastiger, monotoner Bewegung, manirierten Faxen, Posen, Zerfahrenheit, abrupten, inadäquaten Reaktionen und psychomotorischen Exacerbationen. Nach einem kurzen Erschöpfungsstadium mit ausgesprochenen Hirnreizungssymptomen und Kreuzung von Puls- und Temperaturkurve erfolgte 32 Tage nach der Internierung der Tod.

Bei der Sektion fand man außer einem sehr kleinen Herzen und auffallend enger Aorta nichts von Belang. Insbesondere ergab die histologische Untersuchung der Brücke und des Halsmarkes nichts, was für Encephalitis epidemica sprechen würde. Immerhin beweist uns das nach unserer jetzigen Kenntnis dieser Krankheit nichts, weil die Herde oft an anderen Stellen auftreten.

Fall 21. Tr., Richard, geboren 1905, aufgenommen 5. I. 1920, gestorben 8. I. 1920.

Keine erbliche Belastung.

Vorleben: Immer fröhlicher, lebhafter Junge, brav und folgsam. Galt in der Schule als sonderbar, nervös, hatte keine Freunde, war aber nicht verschlossen, lernte leicht. Mit 3 Jahren Sturz aus dem 1. Stock, fiel auf die Knie, etwa 4 Stunden bewußtlos, seither Bettnässer, sonst nichts bemerkt, keine Anfälle usw.

Mit 15 Jahren, 14 Tage vor der Aufnahme, allmähliche Veränderung: Behauptete, es habe ihm jemand gesagt, die Welt gehe unter, stand eine ganze Nacht lang am Fenster, erklärte immer, die Welt gehe unter, die Sterne fallen vom Himmel. In der Folge stets ängstlich-aufgeregt, setzte im Geschäft die Buchstaben verkehrt, seine Entlassung von dem Posten regte ihn noch mehr auf, er aß immer weniger, schaute oft zum Fenster hinaus und sagte, der Himmel falle herunter. In den letzten 3 Tagen sehr verschlimmert: ging mit den Kleidern ins Bett, konnte nicht schlafen, spazierte immer im Zimmer herum, beklagte sich ohne äußeren Grund über großen Lärm, den die Leute machen, aß gar nichts mehr, behauptete, man wolle ihn vergiften, es tue ihm alles weh, auch das Urinieren.

Bei der Aufnahme sehr negativistisch, redete überall drein, antwortete aber nichts. Alles mit dem gleichen Trotz, ohne jeglichen Affektwechsel, vollständig unbekümmert um das Geschehen in seiner Umgebung. Körperlicher Status: Pupillen sehr weit, reagieren auf Licht langsam, auf Konvergenz prompt, Augenbewegungen frei, Facialisphänomen negativ. Patellarreflex lebhaft, trockene, borkig belegte Lippen, dick bräunlich belegte Zunge, Puls 108 (Temperatur fehlt). Urin o. B., innere Organe normal. Auf der Abteilung sehr aufgeregt, verkannte die Ärzte, war sehr ängstlich, verkroch sich immer wieder unter der Decke, redete völlig verwirrt, sehr rasch, man solle ihn doch nicht erstechen. Rannte in der Nacht laut rufend im Saal herum: „Sie wollen mich vergiften." Später immer noch sehr aufgeregt, etwas weniger ängstlich, bisweilen verlegenes Staunen, noch völlig wirr durcheinander, fürchtete, man tue ihm etwas zuleide, er werde erstochen, die Welt gehe unter, schaute fortwährend im Saal herum, manchmal mit starrem Gesichtsausdruck in eine Ecke, schien zu halluzinieren, war äußerst ablenkbar und zerfahren in seinem Gedankengang: „Der ist der Olsen (sieht einen Wärter an), der schneit nicht . . ., nur fest Petrol nehmen! Mußt halt einen Gedankenstrich machen, dann ist schon Elektrizität am Füdli hinten" usw. Sagte dann plötzlich wieder lächelnd: „Die Welt geht gar nicht unter, nur der Plan geht unter ... bist du Biertrinker, 's ist kalt in der Wirtschaft ... oder Rollmops." Kam wütend, gereizt und mit funkelnden Augen zu einer gemeinsamen Untersuchung, stellte sich vor einen Arzt: „Willst du eine Ohrfeige, hast du den Heiland erstochen oder bist du ein Schwab." Stand dann wieder starr im Zimmer, den Kopf abnorm aufwärts und seitwärts gedreht. Am 3. Tage nach seiner Aufnahme, nachdem der Zustand dauernd der gleiche gewesen war und rund 17 Tage nach Ausbruch der Krankheit, plötzlicher Exitus letalis, ohne körperlichen Zerfall, in der Anstalt genügend Nahrungsaufnahme, Stuhl und Urin immer o. B. Nachträglich fiel dem betreffenden Arzt auf, daß der Patient dauernd eine pastöse, leicht livide Gesichtsfarbe hatte.

Sektion: Mäßiger Ernährungszustand, Herz o. B. Lungen ödematös. Gehirn 1540 g, deutlich geschwellt, stark durchfeuchtet, stark bluthaltig, makroskopisch sonst o. B. Mikroskopisch wurden leider nur Rindenteile untersucht, ohne Befund. Der Pathologe hielt aber in Anbetracht des ganzen Falles eine Encephalitis epidemica doch für wahrscheinlich. Makroskopisch fand sich noch eine alte Leptomeningitis hauptsächlich der Konvexität, ein granuliertes Ependym der Seitenventrikel. Ferner eine Thymus von 55 g, auffallend viele Malpighische Körperchen in der Milz und vergrößerte, nicht entzündliche Tonsillen.

Zusammenfassung; Ein 15jähr. Junge ohne erbliche Belastung, der früher stets ein lebhaftes und folgsames, vielleicht etwas nervöses Kind gewesen war, erkrankte akut an einer depressiven Aufregung. Im Geschäft versagte er bei der Arbeit, zu Hause äußerte er Weltuntergangsideen, beklagte sich über großen Lärm, der nicht da war und behauptete, man wolle ihn vergiften, dabei war er schlaflos, hyperkinetisch und sehr ängstlich. In der Anstalt benahm er sich sehr negativistisch, trotzig, war dabei affektsteif. Er sprach völlig verwirrt durcheinander, rannte ängstlich im Saal herum, verkroch sich, wähnte, vergiftet oder erstochen zu werden und halluzinierte offenbar und äußerte immer wieder Weltuntergangsideen. Daneben konnte der Patient wieder frech, grob und anmaßend sein, blieb etwa in starrer Haltung und mit steifem Gesicht stehen. Körperlich kein wesentlicher Befund. Nachdem der Zustand dauernd derselbe gewesen war, trat 3 Tage nach der Aufnahme und 17 Tage nach Ausbruch der Krankheit der Tod ein. Die Sektion ergab ein auffallend schweres, deutlich geschwelltes, stark durchfeuchtetes Gehirn, einen Status thymico-lymphaticus und eine alte Leptomeningitis. Die wahrscheinliche Encephalitis konnte, weil nur Rindenteile untersucht wurden, mikroskopisch nicht nachgewiesen werden.

In den Fällen 20 und 21 wurde das Gehirn zwar histologisch untersucht, leider aber nicht vollständig, bei 20 bloß die Brücke und das Halsmark, bei 21 nur Rindenteile, bei beiden fand sich nichts, was für Encephalitis epidemica spricht. Im ersten Falle neigte der Pathologe dazu, diese auszuschließen, während er bei 21 trotz des negativen Befundes das Vorliegen dieser Krankheit vermutete. Es ist nun zu sagen, daß die beiden Fälle 1920 zur Beobachtung kamen, also zu einer Zeit, wo die Erfahrung über die Encephalitis noch nicht eine sehr große war. Dagegen bot der Patient 20 in der ersten Periode seiner Krankheit das typische klinische Bild des Schlafkranken: erst vermehrtes Schlafen auch tagsüber, dann aber vor allem neurologische Symptome. Es ist nun doch sehr unwahrscheinlich, daß eine halbseitige Facialisparese, doppelseitige Ptosis und bis zum Klonus gesteigerte Patellarreflexe ohne anatomisches Substrat aufgetreten sind. Diese Hirnnervensymptome sowie die ganze Schilderung des Falles durch den Hausarzt machen eine Encephalitis zum mindesten doch sehr wahrscheinlich. Besonders interessant ist in diesem Falle das ausgesprochen schizophrene Benehmen des Patienten während des späteren Krankheitsverlaufes, so daß der aufnehmende Arzt deshalb von „typischer Katatonie" gesprochen hat. Hierzu veranlaßten das außerordentlich steife Wesen, die völlig inadäquaten Affektäußerungen, die Maniriertheit, das Posieren, die Rapportlosigkeit, das Zerfahrene und Abrupte in seinen sprachlichen Äußerungen bei sichtlich vorhandener Orientierung. Nicht minder bemerkenswert ist das Endstadium mit der schweren Aufregung, dem Herumrennen, den Wälzbewegungen und dem Sich-mit-Fäusten-Schlagen, dann das Brüllen aus Leibeskräften, ganz wie wir es bei den beiden sicher Schlafkranken gesehen haben. Erwähnt seien auch die sub finem sich einstellenden, klonischen Zuckungen in beiden Armen und die fibrillären Zuckungen in der Gesichtsmuskulatur sowie der trismusartige Kieferkrampf. Schließlich sei auf das sehr kleine Herz und die enge Aorta hingewiesen.

In der Beobachtung 21 standen vor allem die bekannten ängstlichen und unsinnigen Weltuntergangsideen im Vordergrunde, dann das Herumrennen mit lautem Geschrei, besonders während der Nacht. Für den bisher immer braven Jungen sind ferner sehr auffallend sein ungehemmtes, anmaßendes und freches Benehmen gegenüber den Ärzten und die unanständigen, übrigens völlig zerrissenen und abrupten sprachlichen Äußerungen. Auch hier kamen neben der Hyperkinese ganz starre Haltungen des Patienten zur Beobachtung. Vom pathologisch-anatomischen Befund seien außer dem auffallend hohen (1540 g) Hirngewicht noch die 55 g schwere Thymus, die auffallend zahlreichen Malpighischen Körperchen und die vergrößerten Tonsillen erwähnt, zudem die alte Leptomeningitis.

Diskussion des Materials.

Das allen geschilderten Fällen Gemeinsame liegt zunächst in ihrem katatoniformen. Zustandsbild einerseits und im tödlichen Ausgang andererseits. Sieht man von den Fällen ab, bei denen sich eine Encephalitis epidemica ergab, so muß die Diskrepanz zwischen dem in der Regel recht schweren klinischen Bild und dem nach den angewandten

Methoden geringen pathologisch-anatomischen Befunde auffallen, der in einigen Fällen sogar ein völlig negativer war, so daß der Tod fraglos als direkte Folge der Psychose aufzufassen ist. Bei anderen fand sich eine terminale beginnende Pneumonie, deren Zustandekommen sicher durch den soporösen Zustand und evtl. durch die Sondenfütterung begünstigt worden war; einige hatten ein minderwertiges Herz und eine dadurch bedingte Lungenembolie oder ein Lungenödem, bei einzelnen wurde die Psychose durch hinzukommende körperliche Leiden kompliziert; bei der großen Mehrzahl der Fälle spielten Folgeerscheinungen der Psychose, wie vor allem Erschöpfung, Marasmus usw., eine Rolle. Wie schon in der Einleitung erwähnt wurde, geben solche Befunde eine teilweise Erklärung für das schließliche Eintreten des Todes, aber doch nur für das terminale Stadium. Daß diesem oft eine andersartige Ursache zugrunde lag, beweist u. a. die Tatsache, daß der Tod nicht selten unabhängig von solchen Nebenumständen, plötzlich ganz unerwartet eintrat; es kann dies nach unseren Beobachtungen auch trotz genügender Nahrungsaufnahme und bei fehlender motorischer Erfahrung der Fall sein, wie es auch von *Weber* beschrieben worden ist. Für die cerebral bedingte Genese des Todes spricht es, daß in einzelnen Fällen der eine Schub trotz Komplikation durch hinzukommende körperliche Leiden überstanden wurde und der Kranke einer späteren Exacerbation seiner Psychose ohne ein solches erlag.

Es sollen zunächst nur die als klinisch sicher schizophren betrachteten Fälle näher ins Auge gefaßt werden. Der ganze Symptomenkomplex dieser Beobachtungen erweckt zum Teil einen durchaus hirnorganischen Eindruck. In psychischer Hinsicht sprechen für diese Auffassung die eigentümliche, besser zu erfühlende als zu beschreibende Bewußtseinsveränderung, die in einigen Fällen geradezu deliriöse und stuporöse Verwirrtheit, die oft schwere psychomotorische Erregung mit dem Sich-Hinfallenlassen, den Wälzbewegungen, dem Um-sich-Schlagen, dem oft ganz sinnlosen triebhaften Davondrängen, den plötzlichen brutalen und blind geführten Angriffen und den ebenso rücksichtslosen Suicidversuchen oder die plötzlich eintretende Starre mit Rigor, alles bei einer oft vorhandenen starken, manchmal unheimlich überwältigenden wilden Angst. In organischer Richtung weisen außerdem verschiedene körperliche Symptome, wie der rapide Marasmus, die Hyperpyrexie, die vasculären Schädigungen, die Pupillen- und Reflexstörungen, das starke Zittern und Schwitzen, die fuliginösen Lippen, die belegte Zunge und der Foetor ex ore. Immerhin ist hier die Einschränkung zu machen, daß aus einzelnen dieser Symptome nicht ohne weiteres auf lokalisierte anatomische Störungen geschlossen werden kann. Einzelne der psychischen Phänomene lassen sich auch als psychogen erklären, z. B. das stürmische Fortdrängen, die ungestümen Angriffe und Selbstbeschädigungen usw. können Folgen übermächtiger, ängstlicher Vorstellungen sein, ebenso jene Bewußtseinsveränderung, die infolge starker innerer Ablenkung der halluzinierenden Patienten zustande kommen könnte.

Was die körperlichen Erscheinungen anbelangt, so sind sie auch nicht alle in gleicher Weise und ohne weiteres für die Annahme organischer Prozesse verwertbar. Das Schwitzen und Zittern könnte ebenfalls psychogen bedingt sein, Pupillen- und Reflexstörungen kommen vorübergehend auch in funktionellen Ausnahmezuständen vor. Sicher cerebral bedingt erscheint aber eine Hyperpyrexie ohne jeden körperlichen Befund, bis auf 41,5° C, wie es z. B. im Falle 12 beobachtet worden ist; die Temperatursteigerung in diesem Falle trotzte auch allen antipyretischen Maßnahmen. Ferner wurde schon von früheren Autoren auf das Auseinanderweichen von der Temperatur- und Erregungskurve hingewiesen. Auch in unseren Fällen bestand oft weder ein zeitlicher noch ein quantitativer Zusammenhang zwischen motorischer Aufregung und Fieberanstieg. Bei anhaltender Hyperkinese konnte die Temperaturkurve einen hektischen Verlauf zeigen, oder die Eigenwärme stieg erst im ruhigen Stadium bis auf 40° C.

Der oft beobachtete, rapid sich einstellende Marasmus könnte durch äußere Faktoren, wie die anhaltende psychomotorische Erregung bei fehlender oder mangelhafter Nahrungsaufnahme, verursacht sein. Selbstverständlich bedingt das Zusammenwirken dieser beiden Momente eine gewisse Inanition, die aber meist für den unaufhaltsamen, raschen körperlichen Zerfall allein nicht verantwortlich gemacht werden kann. Dagegen spricht schon der Umstand, daß unsere Kranken oft in früheren Schüben anhaltend schwer erregt waren, auch nur unregelmäßig Nahrung zu sich nahmen und trotzdem nicht so auffallend rasch abmagerten, wie während ihres letzten Schubes. Vergleichsweise sei erwähnt, wie oft Manische unter analogen äußeren Verhältnissen zwar körperlich abnehmen, aber doch nie einen eigentlichen Marasmus im obigen Sinn zeigen. Einige unserer Patienten verfielen auch rasch trotz genügender Nahrungsaufnahme und trotz fehlender anhaltender motorischer Erregung. Ferner zeigte sich nicht selten, wie die aufgenommene Nahrung bei solchen Kranken nicht mehr oder kaum assimiliert wurde. Es dürfte sich da wohl um Stoffwechselstörungen aus inneren Ursachen handeln. Bemerkenswert sind hier auch die Beobachtungen von *Dreyfuss*, der besonders bei rasch zum Tode führenden Schizophrenien Inanitionszustände fand, die weder im Leben noch bei der Sektion genügend erklärt werden konnten. Oft konstatierte er besonders auch bei Paralysen einen fehlenden Zusammenhang zwischen Nahrungsaufnahme und Gewichtsverschiebung, sowie rätselhafte gewaltige Steigerungen des Stoffwechselverbrauchs oder aber Einschränkungen desselben bis auf ein äußerstes Minimum.

Die bei einigen Fällen beobachteten subcutanen, intracutanen, intramuskulären und mukösen Blutungen lassen sich ebenfalls nicht restlos durch äußere Momente erklären. Wohl sind dafür oft manische Gründe bei den tobenden Patienten verantwortlich zu machen, die zahlreichen und ausgedehnten Hämatome aber stellten sich auch durch bloßes Reiben im Bettgurt ein, zudem kommen sie doch im allgemeinen auch bei sehr tobsüchtigen anderen Kranken nicht in dieser Weise zur Beobachtung. Es liegt somit nahe, an primäre, vasculäre Störungen zu denken.

In Anbetracht dieser sicher als organisch zu bewertenden Körpersymptome und nicht zuletzt mit Rücksicht auf den tödlichen Ausgang der Psychosen wird es wahrscheinlicher, daß auch diejenigen Erscheinungen, die psychogen gedeutet werden können, zum Teil wenigstens irgendwie zentral bedingt waren. Neben psychomotorischen Störungen, die wenigstens bis zu einem gewissen Grade in seelischen Stürmen begründet zu sein schienen, kamen auch deutliche choreiforme Bewegungen zur Beobachtung. Ebenso war das Schwitzen nicht von Umständen begleitet, die es auf äußere oder psychogene Faktoren zurückführen ließen, die Kranken, die besonders stark schwitzten, lagen steif und mit inhaltsloser Mimik im Bett.

Jedenfalls bleiben auch bei einer kritischen Beleuchtung der verschiedenen Symptome genügend Anzeichen für das Vorhandensein eingreifender, zentraler Veränderungen. Die verschiedenen Störungen der vaso-vegetativen Funktionen weisen auf krankhafte Vorgänge in den regulierenden Zentren im Hypothalamus hin, und die katatonen Bewegungsstörungen wären als pathologische striäre Funktionen im Sinne des extrapyramidalen Syndroms aufzufassen (*Steck*). Die Wärmeregulation, der gesamte Stoffwechsel und der Wasserhaushalt sind von der Intaktheit der Zwischenhirnzentren abhängig. Ebenso sind *Dreyfuss* u. a. dazu gekommen, diese vegetativen Symptome als zentrale Regulierungsstörungen aufzufassen, und *Specht* verlangt im Hinblick auf die Erfahrungen mit der Encephalitis epidemica für diese Anomalien eine ganz wesentliche Rücksichtnahme auf das Zwischenhirn mit seinem zentralen Höhlengrau. Ferner würde die elementare Angst, wie wir sie oft beobachteten, nach *David* ebenfalls mit pathologischen Stammfunktionen im Zusammenhang stehen.

Über die Art dieser zweifellos schweren cerebralen Vorgänge oder Prozesse läßt sich ja zur Zeit noch nichts Positives aussagen. Der klinische Erscheinungskomplex könnte auf wesentliche Strukturveränderungen im Gehirn schließen lassen. Im allgemeinen aber sind in diesen Fällen von den verschiedenen Autoren entweder gar keine oder aber ganz unspezifische histologische Befunde erhoben worden im Sinne banaler Zelldegenerationen, die das klinische Bild nicht zu erklären vermochten (*Fürstner, Sander, Thoma, Weber, Kozowski, Redalié, Claude* et *Cuel* usw.). In unseren drei histologisch durchuntersuchten Fällen konnte *Walthard* absolut keine Veränderungen im Gehirn finden, die für die Erklärung des klinischen Symptomenkomplexes herangezogen werden könnten.

Andere Autoren, wie vor allem *Ladame*, zum Teil auch *Goldstein* und *Steck*, haben histologische Befunde erhoben, die sie mit der Psychose überhaupt oder mit dem plötzlichen letalen Ausgang in Zusammenhang brachten. Wie schon in der Einleitung erwähnt, fand *Ladame* in seinen Fällen eine akute, ätiologisch unbekannte Entzündung der ganzen Gehirnmasse (Rinde und Stamm), *Goldstein* und *Steck* stellten nicht entzündliche, sondern akute degenerative Zellveränderungen fest. Es sei hier aber doch darauf hingewiesen, daß nach der letzten zusammenfassenden Arbeit von *Josephy* die bisherigen histologischen Befunde bei der Schizophrenie nicht charakteristisch genug sind, um aus ihnen eine Diagnose stellen zu können; „ . . . es gibt nur Einzelfälle mit Befunden, die sehr variieren können". *Rosental* und *Ranke* fragten sich, ob die Zellerkrankung bei ihren Fällen überhaupt etwas mit der Psychose zu tun habe.

Wenn beim Suchen nach einer Erklärung für das Krankheitsgeschehen bei den in Frage stehenden Fällen die mikroskopischen Befunde im Stiche lassen, so vermögen vielleicht makroskopische physikalische Veränderungen sowohl des Gehirns als auch seiner Häute Aufschluß zu geben. Sie erklären aber höchstens die schließliche Todesursache, ihr Zustandekommen bleibt immer noch rätselhaft. Es ist nun nicht ausgeschlossen, daß es sich auch bei einigen unserer Fälle um Hirnschwellung im Sinne *Reichardts* gehandelt hat, da aber nicht besonders daraufhin untersucht worden ist, muß es bei bloßen Vermutungen bleiben. Befunde, wie das manchmal sehr hohe Gehirngewicht (bis 1660 g) oder die auffallend feste, wachsartige Beschaffenheit der Hirnsubstanz, sind an sich natürlich nicht beweisend. Immerhin scheint uns von unseren 39 Fällen 6mal möglicherweise eine Hirnschwellung vorgelegen zu haben. Von besonderem Interesse dürfte hier vielleicht noch der Fall 15 sein, bei dem auffallend enge Gehirnventrikel gefunden wurden. Es könnte sich da möglicherweise um die von *Reichardt* besonders hervorgehobene sog. innere Hirnschwellung gehandelt haben, die nach ihm bei katatonen Symptomenkomplexen als besonders gefährlicher Zustand vorkommt.

Bei einigen von unseren Beobachtungen fand sich eine ödematöse Quellung der Pia. Aus diesem Befunde allein werden sich kaum sichere Schlüsse ziehen lassen, er kann aber evtl. doch mit herangezogen werden, um den plötzlichen Tod zu erklären. Für diesen hat *Goldstein* in seinen Fällen nur zum kleinsten Teil die gefundenen Zellveränderungen ver-

antwortlich gemacht; als wesentlich erschienen ihm vielmehr die Veränderungen an der Pia (sehr starke Trübung und sulzige Vergrößerung
derselben), wodurch nach seiner Ansicht eine Volumenzunahme des
Schädelinhaltes, ähnlich wie bei der Hirnschwellung mit resultierendem
Hirndruck, zustande kam. Ein ähnlicher Mechanismus ist auch von
Weber (subpiales Ödem) und *Pötzl* (infolge chronischer Leptomeningitis
behinderter Liquorabfluß) als wichtig hervorgehoben worden. Es
dürften hier manchmal verschiedene Momente zusammengewirkt haben:
Hirnödem, Hirnschwellung, Volumenzunahme der Pia usw. Schon
viel weniger von Belang ist wohl die oft gefundene Hyperämie des
Gehirns und seiner Häute, da sie ja auch bei Leichen vorkommt, die
im Leben keine cerebralen Symptome gezeigt haben.

Wenn auch bei diesen katatoniformen Zustandsbildern mit tödlichem
Ausgang schwere cerebrale Veränderungen vorausgesetzt werden
müssen, so brauchen diese, wie aus obigem hervorgeht, nicht unbedingt
pathologisch-anatomisch faßbar zu sein. Es könnte ja z. B. auch ein
toxisch-mikrochemisches Geschehen vorliegen, das der mikroskopischen
Untersuchung gar nicht zugänglich ist (*Goldstein*). Viele Untersucher
hatten entweder eine toxische, autotoxische oder infektiöse Theorie
aufgestellt (*Bleuler, Sander, Kozowski, Binswanger, Berger* u. a. m.).

Wir haben nun diesen eigentümlichen Fällen aus unserem Material
diejenigen gegenübergestellt, die zuerst als Schizophrenien diagnostiziert,
sich später zum Teil als sichere, zum Teil als sehr wahrscheinliche
Encephalitis epidemica herausgestellt haben. Zunächst muß auffallen,
wie diese Kranken alle als Katatonie diagnostiziert wurden. Das würde
nun zunächst an sich noch gar nichts beweisen, indem mit Recht ent-
gegnet werden kann, es seien diese Fälle mangels genügender Erfahrung
einfach verkannt worden. Die neurologischen Symptome z. B. könnten
bei der Erregung der Patienten auch übersehen worden sein. Diese
Annahme ist natürlich möglich, schon weniger wahrscheinlich und
jedenfalls nicht nötig. Denn wie *Stern* sagt, haben *Bonhoeffer, Herzog,
Hesnard* und andere Fälle beschrieben, „in denen die encephalitische
Erkrankung vorwiegend unter dem Bilde einer deliranten Psychose
verlief, ohne daß es zur Entwicklung manifester, neurologischer Symptome oder Schlafzustände zu kommen braucht". Andererseits boten
die Patienten ein zum Teil ganz ausgesprochen schizophrenes Zustandsbild. Es sei speziell auf Fall 18 verwiesen mit seinem durchaus
schizoiden Vorleben und der mehr und mehr sich einstellenden schizophrenen Symptomatologie, ferner auf die Beobachtungen 20 und 21,
wo zwar die Encephalitis nicht bewiesen, aber wie oben ausgeführt
wurde, doch sehr wahrscheinlich ist. Umgekehrt sind wir bei unseren
schizophrenen Fällen dazu gekommen, die krankhaften Vorgänge zur
Hauptsache am ehesten in der Gegend der Stammganglien zu lokali-

sieren, also dort, wo auch die Encephalitis zumeist ihr Werk verrichtet. Es liegt nun nahe, zwischen den beiden Krankheitskreisen pathogenetische Analogieschlüsse zu ziehen. So verlockend es ist, von der Encephalitis als doch schon ziemlich erforschter Krankheitsform ausgehend, auf das Wesen der noch so unklaren, in Frage stehenden Fälle zu folgern, so sehr ist hier nach *Lange* Zurückhaltung am Platze. Er betont, daß klinisch gleichartige Erscheinungen wohl auf gemeinsame Funktionsherde hinweisen können, nicht aber weitergehende Rückschlüsse, wie etwa auf Gemeinsamkeit des wesentlichen pathogenetischen Geschehens, gestatten. Ferner ist auch schon deshalb Vorsicht angezeigt, weil in unseren Fällen eine Hirnschwellung und damit Hirndruck nicht ausgeschlossen worden ist, und bekanntlich kann dieser allein akute katatone Zustandsbilder bewirken. Aber trotz dieser kritischen Einschränkungen scheint es uns doch berechtigt, auch an Hand unserer Fälle erneut auf die doch wohl irgendwie bestehenden Zusammenhänge zwischen Encephalitis epidemica und Schizophrenie hinzuweisen. Es kann aber bei unserem Material wirklich nur bei einem Hinweis bleiben, denn um die sicher sehr verwickelt liegenden Verhältnisse bei den striären und katatonen Störungen aufklären zu wollen, bedarf es schon einer speziell darauf eingestellten klinischen Untersuchung der betreffenden Krankheitsbilder. Demgegenüber ist bei unseren Fällen wohl kaum zu verkennen, wie sehr sich die akuten metencephalitischen Erscheinungskomplexe den akuten katatonen Syndromen näherten und umgekehrt, und zwar sowohl was motorische als auch vegetative Störungen anbelangt. Ohne natürlich an die nämliche krankmachende Ursache bei beiden Krankheiten zu denken, scheint uns doch an Hand des kurzgezogenen Vergleiches die Annahme berechtigt, daß die freilich zunächst ätiologisch noch unklaren pathologischen Vorgänge bei jenen akuten schizophrenen Zustandsbildern mit tödlichem Ausgang sich im wesentlichen in subcorticalen Zentren abspielen dürften.

Anschließend an diese Überlegungen soll nun kurz auf die evtl. mögliche nosologische Auffassung jener schizophrenen Fälle eingegangen werden. Es erhebt sich zunächst die Frage, auf welchem Wege bei ihnen jeweils der perniziöse Verlauf mit dem tödlichen Ausgang zustande kam und warum die einen Patienten einen ersten katatonen Paroxysmus überstanden und erst dem zweiten erlagen, während andere schon im ersten Anfall zugrunde gingen. Handelte es sich dabei jeweils um einen von vornherein irgendwie spezifischen, besonders schweren und tödlich wirkenden cerebralen Grundprozeß, oder lag einfach eine ausnehmende Stärke, gewissermaßen eine Acme des gewöhnlichen schizophrenen Geschehens vor, die den für die Erhaltung des Lebens höchst zulässigen Belastungsgrad überschritt und so vielleicht noch im

Verein mit irgendwelchen disponierenden oder schädigenden Momenten zum Tode führte. Dabei könnten diese entweder als eine „primäre Insuffizienz der nervösen Organe" (*Rotschild*) oder als sekundär durch Hirnhauterkrankungen, frühere Schübe usw. entstandene Minderwertigkeit derselben vorgelegen haben, oder aber sie traten in Form sonstiger Organschädigungen einerseits, verschlimmernder Faktoren als Psychosefolgen andererseits auf. Zunächst wird es sehr schwierig sein, im einzelnen Falle zu entscheiden, welcher Mechanismus vorlag. In der Regel dürfte es sich hier weniger um ein Entweder-Oder als vielmehr um ein Sowohl-als-auch handeln, meist werden verschiedene Faktoren zusammen gewirkt haben und zwischen den beiden Extremen der einen oder anderen Möglichkeit gibt es fließende Übergänge. Bei jenen ganz akuten Fällen mit foudroyantem, tödlichem Verlauf schon beim ersten Schub und völlig negativem Sektionsbefund (vor allem 10 und 12) wäre daran zu denken, daß der Gehirnprozeß sozusagen allein für den letalen Ausgang verantwortlich zu machen ist, und daß er von ganz besonderer Stärke gewesen sein muß. Aber gerade diese Fälle sind aus den oben angeführten Gründen diagnostisch bezüglich ihrer Zugehörigkeit zur Schizophrenie nicht absolut gesichert. Die Frage, ob es sich um schizophrene oder um andersartige Vorgänge im Gehirn gehandelt hat, muß somit offen bleiben. Anders bei den sicheren Schizophrenien, wo die Kranken frühere, ähnliche Paroxysmen überstanden haben und erst in einem späteren zugrunde gingen. Für die Erklärung, weshalb dieser letzte Schub zum Tode führte, könnten nun zwar teilweise wenigstens äußere Momente herangezogen werden, wie z. B. Schädigung der Widerstandskraft durch Alkoholgenuß (1) oder ein inzwischen minderwertig gewordenes Herz (2). Abgesehen davon, daß im letzteren Falle die mikroskopische Untersuchung die makroskopisch festgestellte Myodegeneration nicht bestätigen konnte, ist vor allem in dieser Beobachtung das gegenüber dem vorhergehenden, im letzten Schub doch wesentlich schwerere und andersgeartete klinische Bild hervorzuheben, welches aber seinerseits unserer Meinung nach auf einen diesmal ernsteren und tiefergreifenden krankhaften Vorgang im Zentralorgan hinweist. Wieder andere Fälle legen die Vermutung nahe, daß die Patienten einfach, z. B. an ihrem irgendwie geschädigten Herzen, zugrunde gingen, indem dieses die infolge der motorischen Aufregung hervorgerufene Mehrbelastung nicht auszuhalten vermochte. Nur beiläufig sei erwähnt, daß in unseren Sektionsprotokollen sicher oft zu leicht die allgemeine Diagnose „Myodegeneration" usw. gestellt wurde, zum Teil sicher auch aus dem Bedürfnis heraus, eine Todesursache zu finden. Daß z. B. ein makroskopisch sog. minderwertiges Herz mikroskopisch als nicht degeneriert zu erscheinen braucht, geht aus dem oben erwähnten Falle hervor. Andererseits ist es selbstverständlich, daß ein geschädigtes

Herz die Widerstandskraft eines Patienten herabsetzen muß. Damit ist natürlich nicht gesagt, daß der Kranke, bei dem die Sektion irgendeine Organminderwertigkeit aufdeckt, nicht auch bei Intaktheit dieses Organs seiner Psychose erlegen wäre, was ebenso für die sekundär hinzukommenden Körperleiden gilt.

Aus unseren Beobachtungen scheint als sicher hervorzugehen, daß es sich bei den vorliegenden Fällen nicht um ein einheitliches Krankheitsgeschehen handelte, sondern daß die verschiedenen Momente in wechselnder Stärke und Mischung gleichzeitig vorhanden waren. Schon *Weber* sprach sich dahin aus, daß manchmal bei funktionellen Psychosen eine Kombination verschiedener Krankheitsprozesse vorliegen müsse, von denen der einzelne die akute, tödlich verlaufende Geisteskrankheit nicht erklären würde. Besonders bei den so schweren Psychosen des Jugendirreseins mit letalem Ausgang scheint für *Weber* die Ursache in einer angeborenen minderwertigen Anlage zu liegen, welche nach ihm frühzeitig zu einer totalen Erschöpfung der gesamten Leistungsfähigkeit des Gehirns führt. Nicht minder als konstitutionellen möchten wir auch hirnlokalisatorischen Momenten eine wesentliche Rolle im ganzen pathologischen Geschehen zuschreiben, da ein und derselbe Patient, je nach der Krankheitsphase, verschiedene Zustandsbilder zeigen kann. Solche schwerster Art würden wohl am ehesten durch einen Prozeß von einer gewissen Stärke an einer bestimmten Stelle bewirkt werden. Damit wäre evtl. auch eine Erklärung gegeben für die auffallende Tatsache, daß unsere Patienten gerade in ihrem akuten Schube zugrunde gingen, während doch sonst im allgemeinen die Erfahrung gilt, daß bei einem schizophrenen Schub die Prognose um so günstiger ist, je akuter er einsetzt. Es würde sich dann in jenen Fällen um eine Lokalisation der krankhaften Vorgänge in lebenswichtigen Zentren gehandelt haben, wobei sicher auch die Akuität des Prozesses und die dadurch dem Organismus fehlende Möglichkeit, sich anzupassen, eine entscheidende Rolle zuzuschreiben wäre. Durch eine solche Auffassung müßte auch der wechselnde Ausgang der verschiedenen Schübe verständlicher werden. Aus ihr den Schluß zu ziehen, daß es sich gerade bei diesen perakut und tödlich verlaufenden katatoniformen Zustandsbildern nicht um schizophrene, sondern um irgendwie andersartige Prozesse handeln müsse, ist zwar naheliegend, es ist aber zu bedenken, daß solche Krankheiltsbilder auch bei sicheren Schizophrenien beobachtet werden können.

Daß es sich bei einer Anzahl unserer Fälle sicher um eine solche gehandelt hat, dürfte außer Zweifel sein, bei anderen könnte es sich um eine noch unbekannte Psychose mit katatoniformer Symptomatologie gehandelt haben. Schon jetzt aber eine neue Krankheitsgruppe abtrennen zu wollen, halten wir, ganz abgesehen von der Unmöglichkeit eines solchen Unterfangens bei unserem Material, allein und vor allem schon deshalb für verfehlt, weil Unbekanntes von Unbekanntem abgegrenzt werden müßte. Demgegenüber erscheint es uns als gegeben, die sicher schizophrenen dieser eigentümlichen Fälle irgendwie herauszuheben. Ihre ganz bestimmte eigenartige Affektlage, der akute Verlauf, und vor allem der tödliche Ausgang, würden dazu berechtigen. Man hätte dann analog der foudroyanten Paralyse und der perakuten Encephalitis von einer foudroyanten Katatonie zu sprechen. In prognostischer Hinsicht gibt es hier allerdings noch keine sicheren Anhaltspunkte. Immerhin scheint die Kombination des schweren Angstaffektes mit starker Hyperkinese und einer irgendwie deliriösen Bewußtseinsveränderung in dieser Hinsicht besonders infaust zu sein.

Es wäre nicht nur von theoretischem, sondern vor allem auch von praktischem, weil therapeutischem Wert, zu wissen, welchen Anteil das pathologische Gehirngeschehen an sich, eine primär vorhandene Organminderwertigkeit oder sekundär komplizierende Körperleiden am tödlichen Ausgang der Krankheit haben. Führt das erstere allein schon und fatalerweise ad exitum letalem, so werden therapeutische Eingriffe, die entweder eine Mehrbelastung des gefährdeten Organismus oder hinzukommende schädigende Faktoren fernhalten sollen, nutzlos sein. Im anderen Falle aber gibt es evtl. therapeutisch wirksame Maßnahmen, auf die am Schlusse noch kurz eingegangen werden soll.

Es erhebt sich nun ferner noch die Frage nach dem gegenseitigen Verhältnis von Schizophrenie und Encephalitis epidemica besonders in den Fällen 18 und 20 und damit diejenige nach ihrer Auffassung überhaupt. Es kommen natürlich verschiedene Möglichkeiten in Betracht: die Encephalitis hat eine bereitliegende Schizophrenie zur Auslösung gebracht, der Schlafkranke reagiert auf Grund einer schizoiden Konstitution schizophren, oder aber es hat sich zufällig eine Encephalitis mit einer Schizophrenie vergesellschaftet. Im Falle 18 dürfte die letzterwähnte Möglichkeit am wahrscheinlichsten sein, während bei 20 die erste Kombination vorgelegen haben könnte. Die Auffassung dieser Beobachtungen bleibt aber bis zu einem gewissen Grade Geschmackssache. Nach *Bostroem* gibt es gelegentlich Fälle, die man nur als Zusammentreffen der beiden Krankheitsbilder auffassen kann. Und *Stern* berichtet weniger von klassisch „lethargischen" als vielmehr atypischen Fällen von Encephalitis, bei denen es unter schweren Delirien, massenhaften Phantasmen und starker motorischer Unruhe zu heftiger Angst, blinden gewaltsamen Impulsen und Widerstreben kommen kann. „Auffallend ist," schreibt *Stern* weiter, „wie auch in solch schweren Fällen Zeiten der Ruhe, relativer Klarheit und guter Fixierbarkeit mit schwersten Verworrenheits- und Erregungszuständen alternieren können . . ." Und ferner: „Diese schwersten Fälle sahen wir nur bei gleichzeitigen Hyperkynesen, sie leiten offenbar über zu den allerschwersten Formen des schnell zum Exitus führenden Delirium acutum mit tiefgehendem Zerfall der assoziativen Vorgänge, wie sie von *Dimitz* und *Schilder, Bonhoeffer* u. a. beobachtet worden sind. Es handelt sich hier um Erkrankungen, deren Natur evtl. erst anatomisch festgestellt werden kann, da sie sich ohne alle charakteristischen Erscheinungen der Encephalitis manifestieren können." Diese Beschreibung stimmt nun zweifellos auffallend gut mit der Schilderung einiger unserer Fälle, die wir zum Teil als wahrscheinlich encephalitischer, zum Teil als ziemlich sicher schizophrener Natur aufgefaßt haben, überein. Auch wir beobachteten Kranke, die unter einem dem „Delirium acutum" ähnlichen Bilde mit heftigster Angst, Hyperkinese und blinden gewaltsamen Impulsen und mit zum Teil auffallend raschem Wechsel zwischen relativer Klarheit und schwerer Verworrenheit in kurzer Zeit zum Exitus kamen. Es ergeben sich also von dieser Seite her wieder gewisse Ähnlichkeiten zwischen der Encephalitis epidemica, der Schizophrenie und dem „Delirium acutum".

Es mögen nun noch einige Bemerkungen über den bei unseren Fällen so oft vorhandenen bis zu hochgradigster Angst gesteigerten depressiven Affekt beigefügt werden. Da ein psychisches Trauma eine bereitliegende Psychose auszulösen vermag, so ist anzunehmen, daß im umgekehrten Sinne der einmal in Gang gekommene pathologische Vorgang seinerseits wieder durch die bestehende Affektlage beeinflußt werden muß. Ihre manchmal sehr augenscheinliche Wirkung, besonders auch auf den Verlauf körperlicher Krankheiten, ist eine alltägliche Erfahrung. Eine zuversichtliche Einstellung mit einem starken Lebenswillen erhält einen Patienten, sie steigert seine Widerstands- und Heilkräfte. Verzweifelte Hoffnungslosigkeit und trostlose Resignation aber haben eine geradezu entgegengesetzte Wirkung. Unsere Kranken gehörten nun sehr oft zur letzteren Gruppe, indem sie entweder fortwährend jammerten, sich als schwere Sünder anklagten, sich selbst beschädigten und sterben wollten oder „mußten".

Dieser psychologischen Betrachtungsweise entspricht nun aber eine anatomisch-physiologische. Immer mehr wird das Augenmerk in der Psychiatrie auf das vegetative Nervensystem gerichtet und, wie *Kretschmer* schreibt, ist man „neuerdings geneigt, für gewisse zentrale seelische Funktionen die eng mit dem vegetativen Nervensystem zusammenhängen (Affektivität, Triebleben, Bewußtsein), die anatomische Repräsentation in erster Linie im Zwischenhirn und den benachbarten Teilen des Hirnstammes zu suchen" (*Reichardt, Specht, Küppers* u. a.). Eine so wilde, überwältigende Angst, wie sie einige unserer Fälle geboten haben, beruht zweifellos auf einer primären, somatisch-biologischen Grundlage, und wohl erst sekundär wird sich die Angst an einen entsprechenden Vorstellungsinhalt anknüpfen. Rückwirkend aber hat sie wieder einen ungünstigen Einfluß auf das ganze Krankheitsgeschehen. So kommt es zu einem Circulus vitiosus, der nach *David* noch erweitert werden muß, indem nach ihm ein inniger, wechselwirkender Zusammenhang besteht zwischen dem vegetativen, dem endokrinen System und der psychischen Reaktionsfähigkeit.

Es muß nun auffallen, wie im allgemeinen unsere besonders schwer und akut verlaufenden Fälle heftige Angst zeigten, die ein ganz bestimmtes, schwer zu schilderndes Timbre hatte, während die Patienten mit einem mehr heiteren oder geradezu euphorischen Affekt ein protrahierteres und blanderes Krankheitsbild boten. Interessant ist hier der Vergleich des Angstaffektes unserer Beobachtungen mit demjenigen, wie er von *Serko* bei seinen „Angstpsychosen" beschrieben wurde. In seinen Fällen bestand eine bohrende, zum Nachdenken und Grübeln drängende, also gewissermaßen eine ruhige, bedächtige und von außen mehr oder weniger ansprechbare Angst, bei der *Serko* auch noch eine „humoristisch-heitere" Komponente fand. Ganz anders aber war die affektive Färbung bei unseren Kranken: eine sinnlose, triebmäßige, unheimliche, wilde, ekstatische, „endogene" und unansprechbare Angst. *Serkos* Patienten konnten wieder entlassen werden, die unsrigen aber starben. Dieser eigenartige schwere Charakter des Affekts bei einigen von unseren Fällen scheint ebenfalls ein Ausfluß eines besonders schweren Gehirnprozesses zu sein.

Wir gehen nun zur Untersuchungsweise dieser Fälle über. Unserer Meinung nach sind wir gerade auch dieser als „cerebral" imponierenden Fällen gegenüber oft einseitig allzu sehr zentral eingestellt, d. h. wir wollen die Hauptursache im Zentralnervensystem finden. Schon *Schüle* hatte bei seinen Fällen 2 Gruppen unterschieden: Bei der einen nahm er ein direktes Einwirken einer Noxe auf das Gehirn als Kausalmoment an, bei der anderen dachte er an eine primäre, extracerebrale Erkrankung mit Alteration der Blutmischung. Der ersten Gruppe entsprach dann sein „encephalomeningitischer" Typus mit vorwiegender Affektion des Zentralnervensystems, der zweiten der „Konsumptionsfieber- und Inanitionstyp" mit akuten Darmkatarrhen, Sialitiden usw. als Nebenbefund. Mit Recht hat *Steck* andererseits 1921 darauf hingewiesen, wie wenig im allgemeinen bei der Schizophrenie neurologisch untersucht wird, trotzdem man sie jetzt fast durchweg als eine Krankheit mit organischer Grundlage auffaßt.

Um auf diesem Gebiete zu größerer Sicherheit zu kommen, wird es nötig sein, daß solche Fälle in Zukunft auch neurologisch, allgemein intern und serologisch genauer untersucht werden, wie das bisher meistens geschah, und daß auch bei der Sektion alles nur mögliche zur Feststellung der Veränderung getan wird. Es wäre sehr wünschenswert, daß auch die Veränderungen der Körpertemperatur, der Erregung,

die Affektlage, die Nahrungsaufnahme und die Gewichtsveränderungen
in einer Tabelle fortlaufend notiert werden. Bei den Sektionen wäre
außerdem ganz besonders auf die physikalische Untersuchung des
Gehirns und des Schädelinhaltes im Sinne von *Reichardt* zu achten,
ebenso auf das Vorhandensein eines evtl. Status thymico-lymphaticus
(nach *v. Klebelsberg*).

Ein wichtiger Punkt bei der Besprechung dieser Fälle ist für uns
auch der therapeutische Faktor. *Schüle* hat treffend das Bild, das
diese akuten tödlichen Fälle darbieten, folgendermaßen geschildert:
„Der angstvoll gequälte, durch zentrale psychische und zentrale
somatische Reize zu übermäßigem Aufwand von motorischer Kraft
gezwungene Kranke in hohem Fieber, beinahe keine Nahrung ge-
nießend, bietet die größe Analogie mit dem zu Tode gehetzten Wilde.“
Zwischen den Fällen, die scheinbar als reiner, direkter Hirntod aufzufassen sind und den gerade entgegengesetzten Beobachtungen, bei denen
der letale Ausgang die indirekte Folge primärer Organminderwertigkeit
oder der Psychose zu sein scheint, gibt es alle Übergänge mit wechselnder
Kombination und Häufung der in Betracht kommenden verschiedenen
Faktoren. Es ist nun zum mindesten sehr wohl denkbar, daß im einzelnen Falle der Gehirnprozeß allein den Kranken nicht umzubringen
vermöchte, daß aber das Zusammenwirken desselben mit verschiedenen
primären und sekundären Momenten den Patienten ad exitum bringt.
Ist es nun, vorläufig wenigstens, nicht möglich, das veränderte Gehirngeschehen therapeutisch günstig zu beeinflussen, so können vielleicht
alle anderen schädigenden Faktoren entweder ganz ausgeschaltet oder
in ihrer Stärke herabgesetzt werden. Ferner gelingt es möglicherweise,
den pathologischen Gehirnprozeß indirekt zu mildern, indem die sekundäre Rückwirkung verschiedener Psychosefolgen unterbunden und damit
der oben besprochene Circulus vitiosus gesprengt wird. Schon *Kläsi*
hatte bei seiner „Dauernarkose mittels Somnifen“ die Unterbrechung
eines solchen (Circulus vitiosus zwischen Affekterregung und psychomotorischer Erregung) im Auge.

All diesen verschiedenen Indikationen dürfte nun eine sog. Dauerschlafbehandlung am besten genügen, wie sie nach *Kläsi* seit 1920 an
unserer Klinik durchgeführt und dann speziell von *Oberholzer* bearbeitet
wurde, und wie sie zur Zeit hier weiter ausgebaut und demnächst erneut beschrieben werden wird. Es scheint nun aber hinsichtlich der
Eignung unserer Fälle für diese Behandlungsweise zum Teil ein Dilemma
zu bestehen, indem gerade diejenigen von ihnen, die der Therapie am
meisten bedürften, dieser erfahrungsgemäß nur unter besonderer Vorsicht unterzogen werden dürfen. *Kläsi* hatte zwar für seine Somnifen-
behandlung besonders auch Patienten in agitierten Aufregungszuständen
vorgeschlagen, bei denen eine ausgesprochene ängstliche Stimmung

vorherrscht. Nach *Oberholzer* aber gelten hochakute katatone Zustände
mit Zeichen von (Auto-) Intoxikation als Gegenindikation. „Die Kur
ist", schreibt *Oberholzer*, „bei diesen Patienten gefährlich, schwer durch-
zuführen, und wenn sie sich durchführen läßt, meist in diesem Stadium
ohne Erfolg." Immerhin weist er dann auf eine Reihe von Autoren hin,
die bei agitierten Melancholien sehr gute Resultate gesehen haben.
Ferner rät *Oberholzer* bei Patienten mit wirklicher „Herzschwäche" zu
größter Vorsicht, erwähnt dabei aber *Dozy*, der bei Kranken mit Herz-
fehlern während der Kur nie etwas Gefährliches erlebte.

Unsere Patienten befinden sich nun nicht selten gerade in hoch-
akuten Stadien, zudem machen sie oft einen direkt organisch-toxischen
Eindruck, oder sie haben ein geschädigtes Herz, also alles Momente,
die für die Einleitung einer Schlafkur nicht gerade günstig sind. Trotzdem scheint uns eine solche nicht ganz aussichtlos zu sein. Einmal
wird es immer wieder Fälle auch von unserem Typus geben, die für
eine Dauerschlafbehandlung nicht ungeeignet sind. Wir denken da vor
allem an jene mit subakutem Verlauf, bei denen infolge motorischer
Erregung, geringer Nahrungsaufnahme und Fieber der Kräftezerfall
begünstigt wird und so leicht ein Versagen des Herzens mit Kollapsen
und Lungenödem eintritt. Hierher würden etwa unsere Fälle 4, 5 und 7,
auch 13, 14 und 15 gehören. Was das Fieber als Gegenanzeige für die
Kur anbelangt, so war man da anfänglich sicher zu ängstlich. Auch
Oberholzer hebt hervor, daß nicht die Höhe der Temperatur, „sondern
der Allgemeinzustand des Patienten, vor allem der Zustand seines
Herzens . . .", die Indikation zur Unterbrechung gibt. Aber auch bei
jenen ganz akuten Fällen und denjenigen mit nicht einwandfreiem Herzen
wird man unter Umständen bei entsprechender Technik und Vorsicht
eine Schlafkur ohne gefährliche Zwischenfälle durchführen können.
Von Wichtigkeit wird vor allem dabei sein, daß sie nicht nur mit *einem*,
sondern mit verschiedenen Präparaten zugleich durchgeführt wird,
wobei diese entweder zusammen (das einzelne demnach in geringerer
Dosis) oder in wechselnder Reihenfolge verabreicht werden. In entsprechenden Fällen wird man während der ganzen Schlafkur Herzmittel
verabreichen müssen.

Wir haben in den letzten $1\frac{1}{2}$ Jahren an der Züricher Klinik Versuche
mit einer abgeänderten Art der Schlafkur gemacht, die nächstens von
Jakob Lutz beschrieben werden soll. Dabei haben wir mehr als das anfänglich benutzte Somnifen, z. B. eine Kombination von Luminal,
dann von Dial mit Morphium-Scopolamin und Scopolamin-Eukodal-
Ephetonin benutzt. Es ist eigentümlich und heute noch nicht erklärbar,
warum gerade diese organischen Katatonien ohne Schädigung äußerst
große Dosen von Scopolamin ertragen; in einem unserer Fälle wurde
z. B. eine Injektion von 0,025 g dieses Mittels ohne Zwischenfall ver-

abreicht. Es wird erst die Erfahrung lehren müssen, ob bei den hier beschriebenen Fällen eine modifizierte Schlafkur den akuten Schub überhaupt unterbrechen kann. Nach unserem Material haben wir den Eindruck, daß dies bei manchen Kranken nicht der Fall sein wird. Andernteils berichtet *Oberholzer* von 3 Fällen, in denen der sehr akute und somatisch gefährliche schizophrene Schub coupiert werden konnte. Eine analoge Beobachtung konnten wir in jüngster Zeit machen.

Um eine Übersicht über die Symptomatologie zu erhalten, haben wir die Fälle nach den einzelnen Haupterscheinungen tabellarisch zusammengestellt und verarbeitet. Wir geben hier zwecks Raumersparnis nur die Zusammenstellung dieser Tabelle wieder.

	17 Fälle sicherer Schizophrenie (12 Männer, 5 Frauen)	22 Fälle wahrscheinlicher Schizophrenie (11 Männer, 11 Frauen)	Fälle von epidemischer Encephalitis (4 Männer)
Auffallender körperlicher Zerfall . .	10	11	3
Starke motorische Erregung	16	21	4
Vorwiegender Angstaffekt	13	15	2
Zur Hauptsache cerebral bedingte Temperatursteigerungen	7	8	2
Selbstbeschädigungen oder Suicidverversuche	9	10	1
Nahrungsverweigerung	11	14	2
Starke Bewußtseinstrübung	12	13	1
Aggressivität	7	7	1
Katatone Starrheit im Wechsel mit starker motorischer Erregung . .	10	9	3
Fortdrängen und Herumrennen . .	5	15	3
Wälzbewegungen	1	6	2
Lautes Schreien	4	11	3
Tobsuchtsanfälle	5	8	—
Versündigungsideen	7	11	1
Blutgefäßschädigungen	3	3	1
Starkes Zittern	1	2	1
Zähneknirschen	1	3	—
Starkes Schwitzen	1	2	—
Sexuelle Erregung	3	3	1
Ganz plötzlicher unerwarteter Exitus	6	7	1
Durchschnittl. Hirngewicht { Männer	1414 g (127 g)	1394 g (107 g)	1446 g (156 g)
{ Frauen	1270 g (66 g)	1285 g (81 g)	—
Verdacht auf Hirnschwellung . . .	2	3	1

Außer den in der Kasuistik geschilderten Beobachtungen haben wir in dieser Tabelle als zweite Gruppe 22 Fälle angeführt, bei denen es sich in der großen Mehrzahl um Schizophrenien gehandelt haben dürfte, wenn auch bei einzelnen gewisse Verdachtsmomente in anderer Richtung bestehen.

Selbstverständlich kann eine solche tabellarische Einordnung in keiner Weise den Anspruch erheben, in bindender oder gar einzig möglicher Art die verschiedenen Fälle erfaßt zu haben. Die Unmöglichkeit, sie so erschöpfend und genau darzustellen, liegt allein schon in der Natur der Sache. Unter auffallendem körperlichem Zerfall haben wir in unserer Tabelle ein außergewöhnliches Schwinden des Gewichtes und der Kräfte des Patienten verstanden, wie es sonst nicht beobachtet wird und rein somatisch nicht verständlich ist. Bei vielen Kranken war dieser Körperzerfall ein sehr rascher, bei anderen ein mehr hingezogener, aber doch ein fortschreitender und unaufhaltsamer. Die motorische Erregung haben wir in Anbetracht der hier bestehenden Schwierigkeiten nicht in psychomotorische, hyperkinetische oder parakinetische zu zerlegen versucht. Daß die Temperatursteigerungen nicht stets *nur* cerebral bedingt waren, ist klar, dies wurde nur dort angenommen, wo das Fieber in erster Linie eine zentrale Ursache zu haben schien. Am schwierigsten ist die „Bewußtseinstrübung" zu umschreiben, ihr Vorliegen wurde angenommen, wenn der Patient entweder deliriös verwirrt oder kaum psychisch zu fixieren war und von seiner Umgebung wenig oder gar keine Notiz nahm. Mit Aggressivität wird in unserer Tabelle nicht nur ein direktes Angreifen bezeichnet, sondern auch ein wildes und ungestümes Schutzsuchen der Kranken z. B. beim Arzt, das geradezu einem Angriff gleichkommt. Unter Wälzbewegungen verstehen wir das wilde, triebhafte sich am Boden oder auf dem Bett Hin- und Herwälzen der Patienten, wie es besonders bei der Encephalitis epidemica beschrieben wurde. Gefäßschädigung haben wir dort als positiv eingetragen, wo massenhaft subcutane und intramuskuläre Blutungen sowie Schleimhautblutungen per diapedesin ohne genügende äußere Einwirkungen auftraten. Der Verdacht auf Hirnschwellung wurde dort als vorliegend betrachtet, wo im Sektionsprotokoll von einem auffallend steifen oder von einem geschwellten Gehirn die Rede ist. Die Krankheitsdauer schließlich haben wir jeweils nicht vom Beginn der Erkrankung, sondern vom Eintritt des Patienten in die Anstalt an gerechnet, denn dieser kommt im allgemeinen doch einer wesentlichen Verschärfung des ganzen Erscheinungskomplexes gleich, während der eigentliche Krankheitsbeginn in der Regel doch nicht sicher festgestellt werden kann.

Mehr als die Hälfte der bearbeiteten, sicher und wahrscheinlich schizophrenen Fälle zeigten klinisch motorische Erregung (39), vorwiegend Angst (28), Bewußtseinstrübung (25), Nahrungsverweigerung (25) und einen entweder sehr raschen oder unaufhaltsamen körperlichen Zerfall (21). Dazu kamen bei etwas weniger Kranken, aber doch noch sehr oft unsinniges Fortdrängen (20), Wechsel von katatoner Starrheit und starker motorischer Erregung (19), Suicid- oder Selbstbeschädigungstendenzen (19), Versündigungsideen (18), lautes Schreien (15) und Aggressivität (14). Dieser ganze Symptomenkomplex scheint auf eine recht ernste und prognostisch ungünstige cerebrale Erkrankung hinzuweisen. In Übereinstimmung mit dieser Annahme ergibt sich aus der Tabelle auch eine auffallend hohe Zahl von Fällen mit zur Hauptsache zentral bedingter Temperatursteigerung (15) und plötzlichem, unerwartetem Todeseintritt (13). Bemerkenswert ist sodann das oft recht hohe Hirngewicht, das bei zwei sicher schizophrenen Männern die Maximalzahl von je 1620 g erreichte. Aber auch im Durchschnitt ergibt sich, wie aus der Tabelle ersichtlich ist, ein auffallend hohes Hirngewicht besonders für die Männer (1414 g bei den sicher und 1394 g bei den wahrscheinlich schizophrenen Patienten). Vergleichsweise haben wir von 48 männlichen und 47 weiblichen schizophrenen Kranken, die einem schweren körperlichen Leiden (meist Tuberkulose) erlagen oder durch Suicid endeten, das durchschnittliche Hirngewicht errechnet. Es ist durchweg niedriger wie dasjenige der in dieser Arbeit beschriebenen Fälle; die Differenzzahl haben wir in der Tabelle jeweils in Klammern hinter dem Durchschnittsgewicht eingetragen, sie ist bei den Männern größer (127 und 107 g) wie bei den Frauen (66 und 81 g). Ein auffallend hohes (über 1400 g) Hirngewicht haben wir in 13 Fällen gefunden, davon starben 6 (alles Männer) ganz plötzlich und unerwartet. Das ist doch recht bemerkenswert, wenn auch daraus keine positiven Schlüsse gezogen werden können hinsichtlich der Beziehungen zwischen hohem Hirngewicht einerseits und dem schweren katatoniformen Zustandsbild mit dem plötzlichen Tode andererseits. Daß z. B. das Hirngewicht auch in typischen Fällen sogar merkwürdig niedrig sein kann, zeigt Fall 8, der ein Hirngewicht von nur 1000 g hatte, wobei es sich allerdings um eine Frau handelte.

Mehr als die Hälfte der Patienten (21) starben innerhalb der ersten 14 Tage nach ihrer Aufnahme in unserer Anstalt, 3 weitere nach rund 3 Wochen, und wo der entscheidende Schub Wochen oder Monate dauerte, brachte oft ein letzter Anfall den Kranken innerhalb weniger Tage ad exitum.

Schließlich sei noch darauf hingewiesen, daß sich unter unseren Fällen 23 Männer und 16 Frauen befinden, es wiegen also die weiblichen Patienten nicht vor, wie es von verschiedenen Autoren beim Delirium acutum gefunden worden ist.

Von den Encephalitisfällen waren alle 4 motorisch stark erregt, 3 verfielen körperlich rasch und unaufhaltsam, schrien laut und zeigten jenen Wechsel zwischen katatoner Starrheit und starker motorischer Erregung, 2 hatten große Angst, drängten ungestüm fort und machten Wälzbewegungen, während nur je einer dieser Patienten im Bewußtsein getrübt war, Versündigungsideen äußerte, Selbstmordtendenzen hatte und aggressiv war. Dagegen fällt bei diesen Encephalitikern besonders wieder der hohe Durchschnitt ihres Hirngewichtes auf (1446 g). Der eine starb ganz plötzlich, bei zwei anderen erfolgte der Tod innerhalb 12 Tagen nach ihrer Aufnahme. Es geht somit auch aus der Tabelle die schon oben hervorgehobene große klinische Ähnlichkeit zwischen den hier geschilderten katatonen und den encephalitischen Fällen hervor.

Zusammenfassung.

1. Aus dem Materiale der an der Psychiatrischen Klinik in Zürich von 1900—1928 verstorbenen Patienten haben wir 43 Todesfälle bearbeitet, die unter einem katatoniformen Zustandsbild zur Beobachtung kamen und klinisch als Schizophrenien (Katatonien) diagnostiziert wurden. Davon erwiesen sich 17 Fälle als sichere, 22 als wahrscheinliche Schizophrenien und 4 als Encephalitis epidemica.

2. Bei den schizophrenen Fällen wurden die Krankheitsbilder hauptsächlich durch folgende Symptome beherrscht: Auffallender körperlicher Zerfall, starke motorische Erregung, vorwiegender Angstaffekt, cerebrale Temperatursteigerungen, Selbstbeschädigungen oder Suicidversuche, Nahrungsverweigerung, starke Bewußtseinstrübung, katatone Starrheit im Wechsel mit starker motorischer Erregung, Fortdrängen und Herumrennen, Versündigungsideen, lautes Schreien und Aggressivität.

Meist starben die Kranken 8—14 Tage nach ihrer Aufnahme in unserer Anstalt, und wo der Schub Wochen bis Monate dauerte, brachte oft ein letzter Anfall den Kranken innerhalb weniger Tage ad exitum.

3. Die Sektion ergab stets einen auffallend geringen, das Krankheitsgeschehen nicht erklärenden, manchmal sogar völlig negativen Befund. In drei hirnhistologisch durchuntersuchten Fällen fand sich ein durchaus intaktes Gehirn.

Sowohl das Hirngewicht einzelner Fälle (2mal je 1620 g) als auch das durchschnittliche Hirngewicht, besonders der sicher schizophrenen Männer, war ein auffallend hohes (1414 g), bei den letzteren um 127 g höher als dasjenige von 48 schizophrenen Vergleichsfällen, die infolge von Tuberkulose oder durch Suicid starben.

4. In prognostischer Hinsicht ließen sich keine sicheren Anhaltspunkte feststellen. Die Kombination eines schweren triebhaften Angstaffektes mit der starken motorischen Erregung, der deliriösen Bewußtseinstrübung und dem raschen und unaufhaltsamen körperlichen Zerfall scheinen jedoch in dieser Beziehung besonders infaust zu sein.

Soweit Angaben über Heredität vorlagen, bestand keine Einheitlichkeit in der Belastung.

5. Im Vergleich mit den ähnlich verlaufenden Fällen von Encephalitis epidemica sind bei den hier bearbeiteten Katatonien gewisse An-

haltspunkte dafür vorhanden, daß die zum Tode führenden pathologischen Vorgänge mit den subcorticalen Zentren in direktem Zusammenhange stehen.

6. Eine sehr genaue allgemeine klinische und pathologisch-anatomische Untersuchung ähnlicher katatoner Todesfälle in der Zukunft ist dringend erwünscht, auch in der Richtung, ob nicht außer dem schizophrenen Krankheitsprozeß auch noch andersartige Krankheitsursachen, sei es allein, sei es als Komplikation der schizophrenen Vorgänge dem ganzen Krankheitsgeschehen zugrunde liegen und den tödlichen Ausgang dieser Fälle bedingen.

7. Therapeutisch erscheint es als nicht ausgeschlossen, daß durch eine medikamentös erzwungene psychische und motorische Ruhigstellung der Kranken, z. B. durch eine protrahierte Schlafkur, der Verlauf eines Teiles dieser Fälle günstig beeinflußt und eine Remission erzielt werden kann.

Literaturverzeichnis.

Alzheimer, Das Delirium acutum. Mschr. Psychiatr. **2**. — *Binswanger* und *Berger*, Zur Klinik und pathologischen Anatomie der postinfektiösen und Intoxikationspsychosen. Arch. f. Psychiatr. **34**. — *Bleuler*, Dementia praecox oder Gruppe der Schizophrenien. Aschaffenburgs Handbuch der Psychiatrie — Lehrbuch der Psychiatrie. 4. Aufl. — *Borberg*, Histologische Untersuchungen der endokrinen Drüsen bei Psychosen. Arch. f. Psychiatr. **63**. — *Bostroem*, Striäre Störungen. Bumkes Handbuch der Geisteskrankheiten. **2** — Katatone Störungen. Bumkes Handbuch der Geisteskrankheiten. **2**. — *Claude* et *Cuel*, Notes anatomocliniques sur trois cas de délir aigu. Encéphale **22**. — *Cramer*, Pathologisch-anatomischer Befund in einem akuten Fall der Paranoiagruppe. Arch. f. Psychiatr. **24**. — *David*, Angstaffekt und vegetatives Nervensystem. Z. Neur. **91**. — *Dimitz* und *Schilder*, Über die psychischen Störungen bei Encephalitis epidemica des Jahres 1920. Z. Neur. **68**. — *Dreyfuss*, Die Inanition im Verlaufe von Geisteskrankheiten und deren Ursachen. Arch. f. Psychiatr. **41** — Über Tod im katatonischen Anfall bei alter Dementia praecox. Zbl. Neur. **30**. — *Fünfgeld*, Über anatomische Untersuchungen bei Dementia praecox mit besonderer Berücksichtigung des Thalamus opticus. Z. Neur. **95**. — *Fürstner*, Über Delirium acutum. Arch. f. Psychiatr. **11**. — *Goldstein*, Zur Pathologie der Dementia praecox im besonderen der plötzlichen Todesfälle derselben. Mschr. Psychiatr. **25**. — *Greving*, Beiträge zur Anatomie des Zwischenhirns und seiner Funktion. Z. Neur. **99**. — *Josephy*, Beiträge zur Histopathologie der Dementia praecox. Z. Neur. **86**. — *Kafka*, Serologie der Geisteskrankheiten. Bumkes Handbuch der Geisteskrankheiten. **3**. — *Kläsi*, Über die therapeutische Anwendung der „Dauernarkose" mittels Somnifen bei Schizophrenen. Z. Neur. **74**. — *v. Klebelsberg*, Über plötzliche Todesfälle bei Geisteskranken. Z. Neur. **28**. — *Knauer* und *Billigheimer*, Über organische und funktionelle Störungen des vegetativen Nervensystems unter besonderer Berücksichtigung der Schreckneurosen. Z. Neur. **50**. — *Kozowski*, Zur Pathologie des Delirium acutum. Allg. Z. Psychiatr. **68**. — *Kraepelin*, Lehrbuch der Psychiatrie. 8. Aufl. — *Kretschmer*, Störungen des Gefühlslebens, Temperamente. Bumkes Handbuch der Geisteskrankheiten. **1**. — *Ladame*, Psychose aigue idiopathique ou foudroyante. Schweiz. Arch. Neur. **5**. — *Lange*, Über Encephalitis epidemica und

Dementia praecox. Z. Neur. 84. — *Meyer*, Beitrag zur Kenntnis der akut entstandenen Psychosen und der katatonischen Zustände. Arch. f. Psychiatr. 32. — *Münzer* und *Pollak*, Über Veränderungen endokriner Organe und des Gehirns bei Schizophrenie. Z. Neur. 95. — *Oberholzer*, Die Dauerschlafbehandlung mit Somnifen und Luminal an der psychiatrischen Klinik Burghölzli-Zürich. Z. Neur. 110. — *Pötzl*, Zur Frage der Hirnschwellung und ihrer Beziehungen zur Katatonie. Jb. Psychiatr. 31. — *Raeke*, Zur Prognose der Katatonie. Arch. f. Psychiatr. 47. — *Redalié*, Contribution à l'étude de l'anatomie pathologique du délir aigu idiopathique. Schweiz. Arch. Neur. 7. — *Reichardt*, Hirnschwellung. Allg. Z. Psychiatr. 75 — Über Todesfälle bei funktionellen Psychosen. Zbl. Neur. 28 — Die Anlageforschung in der Psychiatrie und die sog. physikalische Hirnuntersuchung. Z. Neur. 84. — *Rosental*, Über einen schizophrenen Prozeß im Gefolge einer hirndrucksteigernden Erkrankung. Z. Neur. 25 — Über Anfälle bei Dementia praecox. Z. Neur. 59. — *Rotschild*, Die primäre Insuffizienz der nervösen Organe. Z. Neur. 91. — *Sander*, Beiträge zur Ätiologie und pathologischen Anatomie akuter Geistesstörungen. Arch. f. Psychiatr. 34. — *Schüle*, Über das Delirium acutum. Allg. Z. Psychiatr. 24. — *Serko*, Über akute, paraphrene Angstpsychosen. Z. Neur. 45. — *Specht*, Über die Struktur und klinische Stellung der Melancholia agitata. Zbl. Neur. 31 — Vegetatives Nervensystem und Geistesstörung. Z. Neur. 84. — *Steck*, Les syndromes extrapyramidaux dans les maladies mentales. Schweiz. Arch. Neur. 19 u. 20. — *Stern*, Die epidemische Encephalitis. Berlin: Springer 1928. — *Thoma*, Beitrag zur Klinik und Pathologie akut letal verlaufender Psychosen. Allg. Z. Psychiatr. 66. — *Walter* und *Krambach*, Vegetatives Nervensystem und Schizophrenie. Z. Neur. 28. — *Weber*, Über akute, tödlich verlaufende Psychosen. Mschr. Psychiatr. 16 — Anatomische Befunde bei akuten Psychosen. Z. Neur. 7. — *Weinmann*, Atypische Formen der akuten Encephalitis epidemica. Z. Neur. 99. — *v. Wyss*, Vegetative Reaktionen bei psychischen Vorgängen. Schweiz. Arch. Neur. 19. — *Zabloka*, Die Prognosestellung bei Dementia praecox. Diss. Berlin: Reimer 1908.